AF463746

# ÉTUDE

SUR LES

# THROMBOSES ET L'EMBOLIE

## VEINEUSES

## Dans les Contusions et les Fractures

PAR

**Fernand DURODIÉ,**

DOCTEUR EN MÉDECINE DE LA FACULTÉ DE PARIS,
Ancien interne des hôpitaux de Bordeaux,
Ancien aide de clinique médicale et chirurgicale à l'hôpital Saint-André,
Lauréat de l'Ecole de médecine de Bordeaux.

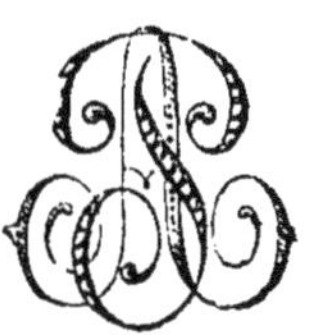

PARIS
A. PARENT, IMPRIMEUR DE LA FACULTE DE MEDECINE
RUE MONSIEUR-LE-PRINCE 29, 31.

1874

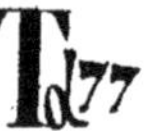

# ÉTUDE

SUR LES

# THROMBOSES ET L'EMBOLIE VEINEUSES

## Dans les Contusions et les Fractures



PAR

**Fernand DURODIÉ,**

DOCTEUR EN MÉDECINE DE LA FACULTÉ DE PARIS,
Ancien interne des hôpitaux de Bordeaux,
Ancien aide de clinique médicale et chirurgicale à l'hôpital Saint-André,
Lauréat de l'Ecole de médecine de Bordeaux.

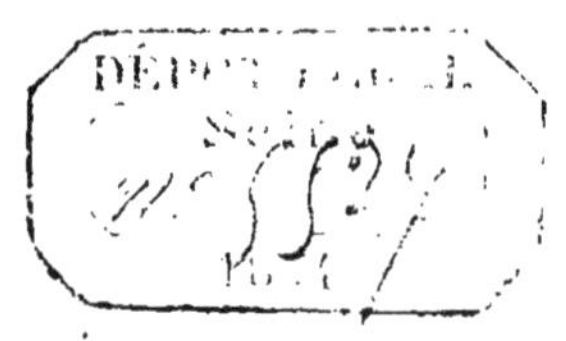

PARIS
A. PARENT, IMPRIMEUR DE LA FACULTÉ DE MÉDECINE
RUE MONSIEUR-LE-PRINCE 29, 31.

1874

A MON PÈRE

LE DOCTEUR DURODIÉ.

A MA MÈRE.

A MON FRÈRE ET A MA BELLE-SŒUR.

A MA COUSINE MADEMOISELLE F. HUGONIS.

A MON COUSIN M. GEORGES PETIT,
Ancien inspecteur général et chef de division au ministère de l'intérieur,
Chevalier de la Légion d'honneur,
Commandeur de l'ordre du Medjidié,
Commandeur de l'ordre d'Isabelle-la-Catholique et de Charles III d'Espagne
Officier de l'ordre de Léopold de Belgique, etc.

Mille remercîments pour l'accueil cordial qui m'a été fait à Paris.

A MES MAITRES DE L'ÉCOLE DE BORDEAUX :

A M. LE PROFESSEUR H. GINTRAC,
Directeur de l'Ecole de médecine de Bordeaux,
Chevalier de la Légion d'honneur.

A M. LE PROFESSEUR MABIT,
Officier de la Légion d'honneur.

A M. LE PROFESSEUR AZAM,
Chevalier de la Légion d'honneur

A M. LE PROFESSEUR ORE,
Chevalier de la Légion d'honneur.

A M. LE Dr SEGAY,
Ancien chirurgien des hôpitaux de Bordeaux.

A M. LE Dr DUDON,
Chirurgien adjoint des hôpitaux,
Professeur suppléant à l'École de médecine de Bordeaux.

A M. LE Dr VERGELY,
Médecin adjoint des hôpitaux,
Professeur suppléant à l'École de médecine de Bordeaux.

Je remercie M. le Dr Vergely de la bienveillance qu'il n'a cessé de me témoigner durant le cours de mes études médicales.

A MON PRÉSIDENT DE THÈSE,

M. LE PROFESSEUR VERNEUIL,
Chirurgien de la Pitié,
Chevalier de la Légion d'honneur.

Je remercie mes amis et camarades d'internat FRANCK, BELLOUARD et TESTUT, des notes ou observations qu'ils ont eu la bonté de me donner.

# ÉTUDE

SUR LES

# THROMBOSES ET L'EMBOLIE VEINEUSES

## DANS LES CONTUSIONS ET LES FRACTURES.

« Lorsque des humeurs polypeuses coagulées dans la grande cavité du cœur droit sont poussées dans l'artère pulmonaire, c'en est fait de la vie. »

Van Swieten. *Commentaria in Hermanii Boerhaave aphorism.*, t. II.

## INTRODUCTION.

Mon intention n'est pas de faire un exposé complet de l'embolie dans les différents vaisseaux de la circulation : j'entreprends seulement un des côtés de cette vaste étude; à savoir, les obstructions de l'artère pulmonaire à la suite des traumatismes, et, parmi ces derniers, je choisis exclusivement les contusions et les fractures, négligeant à dessein de parler des accidents emboliques qui peuvent survenir dans les opérations chirurgicales, ou dans les manœuvres opératoires pratiquées sur les veines, telles qu'excisions, résections ou injections coagulantes.

En étudiant les thromboses veineuses, j'ai remonté peut

être un peu haut dans l'histoire des coagulations sanguines; mais il n'était pas indifférent pour mon travail de signaler les progrès accomplis par les siècles dans la connaissance exacte des coagulums sanguins et des métamorphoses régressives de la fibrine à l'intérieur des canaux veineux. J'ai relaté les travaux qui ont amené peu à peu la découverte de l'embolie et j'ai cité la plupart des écrits qui ont été publiés sur cette affection, lors même qu'elle reconnaissait une origine tout autre que le traumatisme. J'ai donc été entraîné plus loin que je ne l'aurais désiré; mais cette façon d'agir m'a paru préférable à une histoire trop incomplète des thromboses et de l'embolie veineuses.

Dans le premier chapitre, je traite des causes locales et générales de la coagulation du sang dans les contusions et les fractures.

Dans le deuxième, j'étudie les conditions nécessaires à la formation des caillots, à leur adhérence et les caractères assignés aux caillots actifs et aux caillots passifs. Puis je décris les lésions rencontrées à l'autopsie, lésions que j'ai recherchées pendant plus d'une année sur tous les fracturés qui succombaient à l'hôpital Saint-André; et au chapitre suivant, je m'étends sur les circonstances qui président et au détachement des coagulums, et à leur distribution dans le système des vaisseaux à sang noir. Vient ensuite la symptomatologie de l'embolie de l'artère pulmonaire, avec un court exposé des désordres observés dans les poumons, dans le cas d'obstruction totale des derniers rameaux de l'aorte droite.

Enfin dans un quatrième chapitre je passe en revue les divers traitements mis en usage contre l'embolie.

Dans les observations que j'ai rapportées, je ne suis pas sorti de France. C'est à Velpeau que revient l'honneur, en 1862, d'avoir le premier appelé l'attention sur les accidents qui surviennent dans les fractures à la suite de la migration des caillots et du transport de ces *blocs erratiques*, suivant l'expression de M. le professeur Gubler, dans l'infundibulum de l'artère pulmonaire ; mais il paraîtrait que Virchow, en 1846, aurait observé un cas d'embolie mortel dans une fracture extra-capsulaire du col du fémur. (*Traube's Beiträge zur experimentallen Pathol. and Phys.* 1846 ; Heft. 551).

Je termine, en remerciant mon maître M. le professeur Azam, du sujet de thèse qu'il a eu la bonté de me donner, et, en même temps, de ce qu'il m'a jugé digne de développer des idées qui lui sont chères. Le sujet était fort intéressant, mais sous ce charme trompeur se cachaient des difficultés, dont je ne me suis dissimulé ni l'étendue ni le nombre ; aussi m'empressé-je de me recommander à la bienveillance de mes juges ; ils tiendront compte, je l'espère, de mon peu d'expérience.

Je ne saurais également trop remercier M. le professeur Verneuil des conseils éclairés dont il a daigné m'honorer, et de l'observation si intéressante qu'il a bien voulu me communiquer. Je le prie d'en recevoir ici l'expression de ma bien vive gratitude.

---

# HISTORIQUE.

> La thrombose est peu de chose, l'adhérence est tout.
> AZAM.

La coagulation du sang dans les canaux veineux n'était point ignorée de l'antiquité, et si nous remontons à cette époque lointaine, où des hommes célèbres posaient déjà, dans des écrits qu'ils nous ont transmis, les premiers jalons de notre art, nous y trouvons Galien qui s'exprime ainsi sur les concrétions sanguines : « Sanguis..... concrescit non solum extra corpus fluens, verum etiam in quovis ipsius loco contentus : atque hanc ipsius concretionem in θρόμβον, hoc est grummum, terminari videmus: sic enim Græci sanguinem concretum appellare consueverunt. » (Ed. Kuhn, Lipsiæ, 1828, t. V, p. 106.)

A la page 446 de la même édition, t. XVIII, il explique ce que les Grecs de l'époque désignaient sous le nom de θρόμβωσιν ; et dans un autre chapitre de ses œuvres où il traite de la suffocation, il est question d'un certain Antipater, médecin, qui « exerçait, non sans éclat, dans la ville de Rome, » et qui éprouvait souvent des accès d'oppression dus à un retrécissement des grandes artères du poumon.

Morgagni (trad. par Desormeaux, 1821, p. 221) prétend que Galien n'a jamais rien laissé sur les concrétions sanguines, « bien qu'il eût décrit sur le coq leur conformation, *composée de pellicules multiples*. » Cette opinion est fausse et l'on ne peut s'empêcher de reconnaître que Galien s'était déjà occupé de cette question.

Hélideus de Paduanis (Spigel, *De febre semit.*, t. 1, p. 15), faisant l'autopsie d'un individu qui avait succombé à une fièvre quarte, trouva *de grands morceaux longs, blancs, pituiteux, dans le cœur, dans les veines et dans tous les membres.*

Nous passerons sous silence Vésale, qui nous renseigne peu, il faut en convenir, sur l'état de ses connaissances, en disant qu'il a rencontré *deux livres de chair glanduleuse, mais en même temps noirâtre* dans le ventricule gauche du cœur aussi dilaté que l'utérus, et enfin Coiter qui, en 1567, se livrant à des recherches nombreuses sur des sujets pendus, avait trouvé des concrétions sanguines très-peu différentes des lombrics et composées d'une pituite blanche. (Obs. anat.)

Cette comparaison des caillots sanguins avec des vers lombricoïdes avait sans doute fait fortune, car on la retrouve dans tous les écrits des auteurs de ce temps, sur la matière ; si bien que Palfyn (*Anat. du corps humains*, p. 2, c. 3), raconte l'histoire d'un enfant qui, éprouvant une douleur vive et continue au niveau de la racine du nez, mourut au bout de trois mois, après avoir présenté des phénomènes convulsifs. A l'autopsie, on trouva un lombric semblable à ceux de terre et vivant dans le sinus longitudinal supérieur. Disons-le en passant, ces idées étranges sur les masses fibrineuses allongées et retirées des vaisseaux, existaient il y a quelques années et certains ouvrages de zoologie avaient réservé encore un chapitre aux helminthes fabuleux (Lemarchand, th. de Paris).

Avouons-le, ces découvertes sont bien vagues, bien incertaines et dénuées de tout fondement sérieux sur la question des thromboses veineuses.

Le passage suivant peut nous donner une idée des opinions qui régnaient alors au XVIe siècle. C'est Baillou qui parle : « Il est des auteurs, dit-il, qui prétendent que chez les hommes d'un caractère audacieux et ardent, le sang peut par lui-même se condenser en une masse charnue et membraneuse à cause des fibres qui sont la cause efficiente de cet effet. Ainsi, chez Jean Dorléans, homme de mauvaises mœurs, audacieux et cruel, on trouva des concrétions oblongues à l'ouverture des vaisseaux qui du cœur se rendent aux poumons : on crut que le sang en raison de sa chaleur et de sa nature fibreuse s'était coagulé et avait produit ces concrétions (C. Baillou. *Epidem. constit.* 1573).

Avec le XVII^e^ siècle apparaissent des travaux plus importants et plus nombreux sur la question des thromboses. De nouvelles idées vont surgir ; la découverte d'Harvey sur la circulation du sang, les idées de Riolan, le fils, son implacable ennemi, sur la syncope, vinrent donner une vive impulsion aux travaux de ce siècle, et ouvrirent une route nouvelle aux recherches tant physiques que physiologiques. On ne rêvait alors qu'obstructions, coagulations vasculaires, polypes, etc.; et Riolan, rapportait un exemple de mort par syncope dont il attribuait les causes à un caillot de sang poussé dans les ventricules du cœur et amenant de l'oppression et de l'asphyxie : enfin, il observait également dans l'intérieur du ventricule droit, à l'orifice de la veine cave, sur certains sujets emportés par une mort subite et inattendue, des polypes du cœur de forme et de volume variables.

Bartholetti en 1633, Bartholin (Spicil. anat., n° 145), et Sebast-Pissini, médecins à Lucques, dans ses lettres sur les polypes du cœur, en 1654, se sont occupés des coagulations sanguines et donnèrent aux caillots le nom de polypes, à cause de la ressemblance qu'ils présentaient avec l'animal de ce nom.

Kerkringius se jeta dans la voie de l'expérimentation, et dans le *Spicil. anat.* (p. 145 ; Amster. 1670, p. 146) il est dit qu'il injecta de l'huile de vitriol dans la veine fémorale d'un chien et qu'il vit immédiatement se former des polypes. La surprise fut grande pour lui, qui avait pensé que ces productions étaient toujours consécutives à la mort des individus.

Ces quelques travaux attirèrent l'attention d'observateurs plus précis et plus habiles, excitèrent l'émulation des chercheurs et permirent à Malpighi (*Epist. de polypo cordis*, 1666), à Manget (*Biblioth. med. prat.*, v. 1, p. 725, 1695) et à W. Gould, en 1684, de donner les signes distinctifs des polypes survenant pendant la vie et les caractères spéciaux de ceux qui étaient formés après la mort. W. Gould, même, affirma (*Philos. trans.*, 1684, vol. XIV, p. 22) que des thrombuses fragmentés, détachés de leur paroi adhérente pouvaient être lancés dans le cours de la circulation, de façon à oblitérer des vaisseaux d'un diamètre plus petit et arrêter ainsi le travail de la nutrition dans tout le département vasculaire. Manget cite également des faits qui indiquent la migration des caillots sanguins de la périphérie vers le cœur et l'artère pulmonaire (protendebatur in arteriam venosam; p. 726-7).

Rivière (1) cite le fait d'une jeune fille qui éprouvait souvent des syncopes. Elle mourut subitement, et à l'autopsie la veine cave, le cœur et les poumons furent trouvés remplis de sang coagulé. Sans aucun doute Rivière attribuait la mort à la présence de ces caillots sanguins.

N'oublions pas Bonnet (Theo) (2). Cet infatigable compilateur d'anatomie pathologique donne, dans les parties de son livre où il traite de la syncope et de la lipothymie, de nombreuses observations sur les polypes des vaisseaux et du cœur, signalés comme cause de la mort subite. Il considère la coagulation du sang dans le cœur et dans les veines comme capable de donner lieu à de l'anxiété, à des palpitations cardiaques et à des troubles notables du côté de la respiration ; à l'appui de ce qu'il avance il cite le passage suivant : « Syncope a nigro concretoque san-

(1) Rivieri opera omnia.

(2) Bonneti sepulchretum, éd. de Genève, 1700.
Anatom. pract., t. I, liv. II, sect. x, p. 864 et suivantes.

« guine in dextro cordis ventriculo, ejusque auricula et « nigro crassoque in sinistro.»

Bien avant que Bonnet ait exposé ses idées dans son *Sepulchretum*, Spigel (Adrien) disait avec Riolan et Bartholin (1) que les individus morts subitement présentaient, dans le cœur et dans les gros vaisseaux qui s'en échappent, du sang coagulé.

Salius Diversus, paraît-il, a signalé le même fait en parlant de la syncope cardiaque: il mentionne avec une grande précision l'anxiété précordiale, la pâleur de la face, l'oppression et l'intermittence du pouls, tous phénomènes se rattachant pour lui à la coagulation du sang dans le cœur et les vaisseaux ; mais il va plus loin que ses devanciers, il regarde la syncope comme cause de polypes.

Bien après, Stahl admit, comme ceux qui l'avaient précédé, l'existence des polypes ou coagulations sanguines avant et après la mort, mais il émit une idée ingénieuse en annonçant que dans certaines circonstances morbides, on pouvait observer des coagulations spontanées du liquide sanguin dans les vaisseaux, pendant la vie. Cette opinion avancée par Stahl signalait un grand progrès dans l'histoire des concrétions sanguines, mais quel pas immense restait encore à faire pour dissiper ces vagues lueurs et ces notions incertaines.

Citons maintenant Lower que des études si belles et si approfondies sur le système veineux ont tant illustré. Dans son traité du cœur (2), on trouve deux passages importants.

Page 120 : « Comme le sang ne peut être fourni avec une assez grande abondance, chez les animaux gras, pour continuer le mouvement du cœur, il se trouve tout à fait propre à croupir et à se figer dans les vaisseaux et dans le

(1) De cordis structura et non, 1678, in-4, Copenhague.

(2) R. Lower. Traité du cœur, du mouvement et de la couleur du sang, in-12 de 237 pages, avec planches.

cœur, et, par conséquent, il rend les animaux fort sujets à la mort subite.»

Page 126 : « Le mouvement du cœur est altéré par le sang, lorsque, par le mélange de quelques corps étrangers, ou par la séparation de ses propres parties, il se fige et se coagule tellement qu'il se ferme entièrement à soi-même le chemin et le passage et il arrive..... savoir : *du tremblement et de la palpitation du cœur, de l'intermittence du pouls, des syncopes, et enfin de la mort subite. J'observai tous ces simptômes* une fois chez un grand chien. « Je seringuai par la veine crurale un litre et demi de lait.... à l'autopsie, la veine cave, les vaisseaux du poumon étaient tout remplis de lait et de sang caillé. »

Après Lower, viennent Quesnay et Chirac (1), Jean Sulzmann (2), Lancisi (3) qui a fait de si grands travaux sur les épidémies romaines, et enfin Hoffmann (4) qui a traité spécialement des coagulations sanguines dans le cœur et les vaisseaux pulmonaires des malades emportés par la phthisie.

Sénac dans son *Traité de la structure du cœur* parle également des polypes de cet organe, et consacre surtout un long chapitre à ceux qu'il désigne sous le nom de polypes branchus.

« Cependant, si les polypes ont des branches, s'ils sont attachés aux parois du cœur, il arrive quelquefois qu'ils sont flottants..... Il paraît donc que de tels polypes, s'ils se formaient dans les corps vivants, pourraient très-souvent changer de place, boucher les grandes artères, s'opposer à l'entrée du sang dans les ventricules, produire enfin dans son cours divers changements, et, par conséquent, déranger le pouls.»

(1) De motu cordis analyt. Montpellier, 1692, in-12.

(2) De subitanea morte a sanguine in pericardium effecta. Strasbourg, in-4.

(3) Mariæ Lancisii opera. Genève, MDCCXVIII.

(4) Hoffmann (Frederici). Opera omnia. Genève, MDCCXD. — De judicii sanguinis.

C'est Van Swieten qui, jusqu'à présent, a le mieux décrit les polypes du cœur : il a parlé de leur déplacement et n'a pas omis de signaler les dangers qui s'y rattachent (1). Commentant un aphorisme de Boerhaave, il dit: « Lorsque des humeurs polypeuses coagulées dans la grande cavité du cœur droit sont poussées dans l'artère pulmonaire, c'en est fait de la vie.»

C'est alors qu'il se jette dans la voie de l'expérimentation et qu'il consigne de la façon suivante le résultat de ses recherches. « J'ai souvent fait les mêmes recherches sur les chiens, et j'ai vu par là le sang se prendre en grumeaux, et à travers les veines, qui deviennent de plus en plus larges, gagner le cœur droit, de là les poumons où ils s'arrêtaient, et après des anxiétés extrêmes, ces animaux mouraient plus ou moins vite » (2). Ces recherches ingénieuses avaient ouvert une voie féconde aux études physiologiques lorsque l'autorité toute-puissante de Morgagni (3) vint mettre un terme à ce louable essor. Dans ses lettres, il taxa d'erronées les expérimentations des physiologistes, et dès lors la question des caillots errants du système vasculaire retomba dans l'oubli d'où l'en avaient tirée les travaux de Lower, de Gould, de Hoffmann et de Van Swieten. Morgagni s'était laissé influencer par l'autorité de Pasta, son maître, qui, doutant lui-même de la coagulation du sang pendant la vie et de la migration des caillots, avait su imposer ses idées à l'anatomiste de Parme, son élève.

Depuis cette époque jusqu'à la fin du siècle dernier, il n'y eut qu'un silence relatif, interrompu de temps à autre par des travaux assez remarquables. Boerhaave s'éleva contre Morgagni et admit la coagulation spontanée du

(1) Gerardi Van Swieten, med. Dict. Commentaria. Parisiis, ad Petrum Guillelmum, ann. DCCLVIII, t. III, p. 259.

(2) Commentaria in Hermanni Boerrhaave Aphoris. Paris, 1746, t. II, § 824.

(3) Morgagni. Epistolæ anatomicæ. Lugd. Bat., 1728. Lettre XXVI.

sang pendant la vie ainsi que la migration des caillots ; il donnait alors un libre cours à des idées diamétralement opposées à celles de Morgagni.

Pitcarne en 1722; Maincourt en 1789 ; Sénac qui était de l'avis de Morgagni, enfin Lieutaud et Portal étudièrent, bien qu'avec des avis différents, l'histoire des coagulations sanguines dans les vaisseaux.

Après eux, Borsieri et J.-L. Petit mirent tous leurs efforts à distinguer les caillots fibrineux durs et consistants, appelés caillots actifs, des caillots rouges, mous, presque diffluents qui sont encore désignés de nos jours sous le nom de passifs : puis mentionnons Bichat et Wetter, qui crurent devoir protester contre les idées émises par Borsieri et qui alors embrassèrent les opinions de Pasta et de Morgagni ; mais bientôt ils eurent contre eux Kinklage, Thomann et Cheston qui protestèrent avec énergie.

Au commencement de ce siècle 1806, Corvisart (1) étudiait les concrétions sanguines et croyait à la possibilité du déplacement de ces moules fibrineux.

Dès lors ce fut une véritable émulation ; aucun auteur ne s'occupait des maladies des vaisseaux artériels ou veineux sans démontrer la présence de coagulations fibrineuses à leur intérieur, et l'on donnait en même temps les signes distinctifs de chacune d'elles.

Plaçons à côté de Corvisart les savants travaux de Burns (Obs. on diseases of the heart ; Edimb., 1809), de Testa (delle malattie del cruore, act. Bolog., 1810) et les études ultérieures non moins intéressantes de Kreysig (Die Frankeiten der Hersens ; Berlin, 1824).

Depuis Goodisson jusqu'à Velpeau parurent de nombreux travaux sur la question. Nous signalerons seulement Scudamore (2), Goodisson (3) et avant eux Dionis (4),

(1) Corvisart. Essai sur les maladies et les lésions organiques du cœur. Paris, 1806.

(2) One essay on the blood London, 1824.

(3) Bulletin de la Société de la Fac. de méd., 1838.

(4) Dissertations sur la mort subite.

Hogson (1), Laennec qui, dans son immortel traité de l'auscultation, publiait une observation des plus intéressantes : Enfin Ribes et Bouillaud apportèrent à la question des thromboses un contingent d'études très remarquables. Le premier (2), dans ses recherches sur la phlébite, s'appliquait surtout à décrire les caillots mous, élatiniformes, rouges-foncés, puis les caillots durs, consistants, enveloppés d'une couche de lymphe plastique adhérente, caillots que l'on rencontre en si grand nombre dans l'inflammation des veines.

A la même époque, M. le professeur Bouillaud (3), étudiant le mécanisme et les causes des hydropisies en général fut porté à les considérer comme sous la dépendance des obstructions des canaux veineux.

Citons enfin les travaux de Briquet (4), de Trousseau (5) et ceux de Dance (6) sur la phlébite utérine.

Maintenant, remontons par la pensée à travers les siècles que nous avons passés si rapidement en revue, et énumérons les idées que l'on avait autrefois sur la coagulation du sang. D'abord, les caillots sont considérés comme des corps étrangers à nos organes ; c'est ainsi qu'on les compare à des lombrics ou à des serpents (Coiter 1565. Coinani, 1584). Certains auteurs admettent la possibilité des coagulations sanguines durant la vie, mais on ne s'y arrête pas et à une époque plus avancée on porte l'attention sur la syncope et la mort subite, et on regarde les caillots formés dans le cœur et les vaisseaux comme l'unique cause de ces accidents terribles. C'est alors que quelques auteurs émettent timidement l'hypothèse du transport des caillots

(1) Traité des maladies des veines.

(2) Œuvres de Ribes, t. I.

(3) Arch. gén. de méd., 1823, et Traité clinique des maladies du cœur, t. II, p. 710, 2e édit.

(4) Arch. gén. de méd., 1825, t. VII, p. 206.

(5) Arch. gén. de méd., t. XI, p. 373.

(6) Arch. gén. de méd., 1re série, t. XVIII.

sanguins de la périphérie vers le cœur. A la tête du mouvement se trouvent Gould, Van Swieten et Hoffmann, mais malheureusement ces études nouvelles ne sont pas poursuivies, et on s'attachait surtout à l'époque à distinguer les caillots vivants des caillots *post mortem.*

Au commencement du siècle dernier, quelques doutes s'étant élevés sur les caillots errants du système vasculaire, Morgagni et Pasta jetèrent le trouble en niant la possibilité de la coagulation du sang durant la vie. Cette opinion est tour à tour admise et rejetée, puis enfin on reconnaît l'existence des polypes du cœur et des vaisseaux, mais on ignore les conditions morbides qui se rattachent à leur formation.

Nous voici arrivé à une époque où la lumière finit par se faire dans l'histoire de la pathologie sanguine. L'année 1827 vient de commencer et avec elle apparaît le nom de Legroux, nom remarquable qui devint plus tard, à la Société médicale des hôpitaux, le sujet des plus vives discussions (1).

A peine la thèse de Bonnimont sur la syncope (2) venait-elle de paraître que Legroux, le 13 août 1827, soutenait un mémoire ayant pour titre : *Recherches sur les concrétions sanguines dites polypiformes, développées pendant la vie.* Cet éminent observateur, trop tôt enlevé à la science, établissait dans cette œuvre et sur des preuves certaines, la coagulation du sang dans les vaisseaux pendant la vie : seulement son ouvrage porte en grande partie sur les vaisseaux artériels. Nous citerons quelques-uns de ses passages et en particulier celui-ci qui est intéressant à plus d'un titre.

Page 34 : « Des fragments détachés d'une concrétion adhérente peuvent être entraînés par le torrent de la circu-

(1) Bulletins de la Société médicale des hôpitaux de Paris, 1857, 3e série, n. 7 et 8.

(2) Bonnimont. Dissertation sur la syncope, thèse n. 20, 25 janvier 1827.

lation, et portés dans un endroit plus ou moins éloigné de leur développement.»

Puis il donne une description détaillée des caillots, de leur structure et de leur consistance. Certainement cette pensée n'était pas la théorie entière de l'embolie, mais on sent néanmoins que Legroux avait entrevu le mécanisme de la migration des caillots et qu'il avait gardé à cet égard une prudente réserve.

Deux ans après en 1829, Tonnelé (de Tours) livrait à la publication un travail remarquable sur les phlébites des sinus (1).

Depuis lors, les travaux de Legroux n'ayant pas éveillé la curiosité des savants, on aborda l'étude des phlébites et de l'infection purulente; aussi Andral, qui admettait avec Legroux la migration des caillots, disait-il qu'on reviendrait à ces études, quand les coagulations du sang pendant la vie seraient appuyées sur des bases solides (2).

Nous pouvons citer encore une foule de travaux dans lesquels les auteurs ont abordé la question sous toutes ses formes. Mentionnons en premier lieu, la thèse d'agrégation de M. le professeur Hardy; la thèse de Maujéal sur la syncope, 1836; un mémoire de Bigacci (3); le traité des maladies du cœur de Pigeaux (4), un article de H. Blaud inséré en 1833 dans la *Revue médicale*, enfin les publications intéressantes de Davy (Edimb. med. and. surg. Journ. 1839) et de Gullivert (Med. chir. Trans., 1839). On nous saura gré de ne point oublier dans cette énumération le savant *traité d'hématologie pathologique* de MM. Andral et Gavarret, et la thèse de Vincent (5) dont voici quelques passages curieux :

(1) Journ. hebd. de méd.. t. II, p. 474.

(2) Précis d'anatomie pathologique, t. II, 1829, p. 41.

(3) Antologia Firenze, 1828.

(4) Traité des maladies du cœur, ch. VIII.

(5) Vincent (Joseph-Marie). Recherches sur les concrétions fibrineuses du cœur. Thèses de Paris, 1833, n. 175.

« *On pourrait même supposer* que, dans certains cas, ces débris de concrétions sont chassés dans quelques divisions de l'artère pulmonaire, amènent leur inflammation adhésive et leur oblitération; de là résulterait une atrophie partielle du poumon» (1).

Et plus loin, p. 21 : «Est-il possible de reconnaître que des fragments de caillots se sont introduits dans un gros tronc de l'artère pulmonaire et en ont amené l'oblitération ? » (2).

Après ces auteurs viennent des travaux importants sur la phlébite et les oblitérations des veines en particulier. Nous citerons M. Bouchut (Mém. sur la phleg. ; 1843); Paget(On obst. of the pulm. arteries; Lond., in ch. Trans.; 1844) ; et Bidault (Arch. gén. de méd., t. XI, p. 383 ; 1846).

En 1844, Malherbe, de Nantes, publiait, dans le journal de son département, des *Études chimiques et anatomiques sur la formation des caillots dans le système circulatoire.*

Nous voici en 1845. Rudolf Virchow, professeur de l'université de Berlin, mettant à profit les opinions et les théories émises jusqu'alors, exposa, le 2 août de la même année, ses théories sur l'embolie. Dans un discours prononcé à une séance solennelle de l'Institut médico-chirurgical de Frédéric-Guillaume, il déclara qu'il reconnaissait bien au sang de l'artère pulmonaire, par suite d'embarras émanés des poumons ou des parois enflammées et dégénérées des vaisseaux de cet organe, la possibilité d'une coagulation autochthone ; mais, fréquemment, selon lui, la cause de cette coagulation siégeait dans un endroit plus éloigné : c'était un caillot fibrineux, dense, qui, formé dans les veines périphériques venait, après être lancé dans le courant sanguin, oblitérer les vaisseaux de l'aorte droite et porter un trouble profond dans les fonctions de l'économie. L'année suivante, Virchow publia, dans le

(1) Vincent, loc. cit., p. 16.
(2) Ibid., Loc. cit., p. 21.

*Frorieps neue Notizen*, une relation d'embolie de l'artère pulmonaire (1). La même année, dans le *Traube's Beitrage*, etc., il donnait le récit de ses expérimentations (2). Il provoquait sur les animaux des embolies artificielles, et s'arrêtait à cette idée « que le sang peut charrier des corps plus lourds que lui. »

Ce n'est que dix ans après que Virchow, à la suite de recherches nombreuses, consigna, dans son *Manuel de pathologie et de thérapeutique spéciales* (3), les résultats qu'il avait obtenus, et donna à sa découverte le nom d'*embolie*.

Pendant que Virchow mettait ses travaux en lumière, ses confrères d'Allemagne complétaient, par leurs recherches et leurs vivisections, les données du savant professeur de Berlin. Depuis cette époque, jusqu'à nos jours, nous pouvons citer : Von Düban, le danois Brunicke, Spring, Planer, Keyser, Klub, Thungel, Oppolzer, Paulsen, Krans, Meisner, Worms, Ritter, Van Graefe, R. Liebreich, Wagner, Kusmaül de Fribourg, Seidel, Schuppel, Busch, Otto Weber (4).

En Angleterre ces faits ne restent pas inconnus, et nous citerons les travaux de Senhouse Kirkes en 1853, de Groely, de H. Willshire Northlan, de Van der Byl ; tous ont publié des observations d'embolie dans le *The Lancet*, le *Medical Time*, et le *Dublin Quaterly*.

C'est à ce moment que la France va se montrer féconde en faits remarquables. La *Gazette hebdomadaire* donne le signal en faisant connaître dans ses colonnes les savants travaux de Virchow. Après elle Schützenberger, et Fritz, interne alors à Strasbourg, publièrent chacun une obser-

(1) Virchow. Ueber verstopfung der Lungeuschlagader ; in neue nov. v. Fruriep, 1846, n. 794.

(2) Virchow. Weitere untersuchungen uber die Verstupfung der Lungenarterie und ihre Fo'gen, in Traube's Beitræge zur experimentellen Path. und Phys. Berlin, 1846, II, Heft.

(3) Virchow, Handbuch der speciellen Path. und Ther. 1853, t. I, p. 156.

(4) E. Bertin. Etude critique de l'embolie dans les vaisseaux artériels et veineux, p. 17.

vation d'embolie ; l'un dans les Recueils de la Société de médecine de Strasbourg ; l'autre dans le numéro du 5 mai de l'*Union médicale*, en 1857. La même année, M. Lasègue écrivait, dans les *Archives générales de médecine*, un article intéressant intitulé : *thrombose* et *embolie* (octobre 1857), article dans lequel il faisait connaître en France les principales théories du professeur Virchow.

Nous appellerons surtout l'attention sur un travail de M. G. Sée (1) ; de Charcot et de Ball (2) ; la thèse de B. Ball, sur l'embolie de l'artère pulmonaire (1862) ; enfin, des observations intéressantes de Dumontpallier, de Morel (de Strasbourg), de Vidal, de Briquet.

Au congrès de Lyon, Perrin, Lavrotte, Guyot, Jacquemet, Courty, apportèrent des travaux sérieux sur la question de l'embolie.

Ajoutons à cette énumération les travaux de Panum (3), qui ont été résumés dans les *Archives de médecine*, en 1863 ; de Cohn (*Clinick der ambulisch*, Berlin, 1860) ; études partiales à l'égard de l'école française ; les recherches de Zenker et de Wagner, sur un genre nouveau d'embolie, qu'ils ont désigné sous le nom d'embolies graisseuses, travaux qui furent ultérieurement repris par Busch, de Kœnigsberg, et par Meissner.

Dans l'année 1862, Velpeau eut l'occasion d'observer à la Charité un cas d'embolie de l'artère pulmonaire, à la suite d'une fracture de jambe. C'est alors que notre maître M. le professeur Azam (de Bordeaux), ayant observé un cas semblable, publia un premier mémoire (4) fort intéressant, qui fut lu à l'Académie de médecine, dans

(1) Gazette hebdomad. 1857, p. 601.

(2) Charcot et Ball. — De la mort subite et de la mort rapide à la suite de l'oblitération de l'artère pulmonaire par des caillots.

(3) P. L. Panum : Ulber den tod durch embolie, in Günsburg's Zeitschrift, 1866, 6, Heft.

(4) De la mort subite par embolie pulmonaire dans les contusions et les fractures. Dr Azam, 1864, 1er mémoire.

la séance du 7 juin 1864. Dans ce mémoire, M. Azam, après avoir présenté son observation et rappelé des faits analogues qui lui avaient été soumis par ses collègues les professeurs Gosselin, Richet et Labat (de Bordeaux), étudiait les conditions étiologiques nécessaires à la formation des caillots dans les veines des membres fracturés, et les phénomènes redoutables qui sont l'escorte obligée de leur détachement et de leur transport enfin dans l'infundibulum de l'artère pulmonaire.

L'année suivante, à une séance du congrès médical de Bordeaux, M. Azam reprenait la question des thromboses et embolies d'origine traumatique, et cette fois-ci publiait un grand nombre d'observations des plus remarquables dans lesquelles l'auteur affirmait, après de nombreuses recherches faites sur le vivant, la fréquence des thromboses de la veine crurale, à la suite des fractures du membre inférieur (1).

Dans la même session, un savant professeur de la Maternité de Bordeaux, M. le Dr Charles Dubreuilh, présentait un travail plein d'intérêt sur le mécanisme de la mort subite dans l'état puerpéral (2).

Nous allons signaler les principaux travaux qui, depuis 1862, ont paru sur la question qui nous occupe : il y a d'abord une thèse de M. Lemarchand, sur les oblitérations vasculaires, Paris, 1862 ; de Gallard, sur l'embolie pulmonaire (8 juillet 1865) ; les thèses de Strasbourg, de Réchert (1862) ; de Michel Hermann (3) ; de Méric (4) ; de Pone (5). En 1862, M. Panisset a fait une thèse sur l'embolie, soutenue à Montpellier ; en 1867, M. Lefeuvre étudie

(1) Dr Azam. De la thrombose consécutive aux traumatismes et de la mort subite qui peut en être la suite. 2e mémoire, 1865.

(2) Ch. Dubreuilh. Quelques considérations pour servir à l'histoire des morts subites dans l'état puerpéral. Cong. méd. de Fr. 1865.

(3) Lésions viscérales, suite d'embolie. Strasbourg, 1864.

(4) Introduction de l'air dans le système veineux, 1866.

(5) Des causes de la mort subite, 1866.

les infarctus viscéraux. — Dans la *Gazette médcale de Strasbourg*, M. le professeur Michel publie des travaux intéressants sur la mort par embolie de l'artère pulmonaire, à la suite de congélation des pieds. En 1868, M. Feltz, agrégé de la Faculté, fait paraître à Strasbourg un savant traité, dans lequel l'auteur expose le résultat de ses belles expériences sur les embolies capillaires.

En 1870, M. Barbanceys a soutenu à Paris une thèse sur la *coagulation du sang dans les veines.*

En 1868, la Société de médecine de Bordeaux mettait au concours la question des embolies. M. E. Bertin (1), de Montpellier, présenta une étude critique fort remarquable qui fut justement couronnée. Enfin, mentionnons, en dernière analyse, le rapport intéressant qui fut fait à cette occasion par M. le Dr Vergely, professeur suppléant à l'école de médecine de Bordeaux, travail qui nous a été si utile pour nos recherches historiques, et auquel nous ferons encore de nombreux emprunts (2).

Terminons ici cet exposé : il sera trouvé trop long sans doute; mais, avouons-le, il nous était imposé par le cadre étendu des thromboses et de l'embolie. Nous avons cherché seulement à citer les noms et les travaux les plus remarquables, certain que nous sommes d'en avoir laissé beaucoup de côté.

(1) E. Bertin. Etude de l'embolie dans les vaisseaux artériels et veineux.

(2) P. Vergely. Etude critique sur l'embolie. — Rapport fait à la société de médecine de Bordeaux le 30 mars 1868.

---

## CHAPITRE PREMIER.

### COAGULATION DU SANG DANS LES VEINES DES MEMBRES FRACTURÉS. — CAUSES DE CETTE COAGULATION.

Je me propose d'étudier dans ce travail un accident et une complication redoutables des contusions et des fractures : je veux parler de l'embolie de l'artère pulmonaire. Ce dénouement désastreux, heureusement rare, se rencontre quelquefois dans les fracas des os ; et si l'on remonte aux conditions étiologiques, on peut en accuser, je crois, les caillots sanguins formés en si grand nombre dans les veines des membres atteints de traumatismes.

Je n'insisterai pas plus longtemps sur les prétentions que possédaient autrefois certains auteurs, de vouloir expliquer par la *force vitale* et le *principe vital* la coagulation du sang dans les veines. Une réaction heureuse s'est opérée contre ces vues erronées de l'esprit, et on possède aujourd'hui une connaissance exacte des lois de la constitution de la substance organisée et des phénomènes immanents en cette matière, qui constituent la vie même (Littré et Ch. Robin).

Du même coup je signalerai seulement, pour mémoire, Bordeu, qui, par une métaphore ingénieuse, donnait au sang le nom de *chair coulante* et d'*âme de la chair*. Ces expressions impropres ne m'arrêteront pas plus longtemps, et je me hâte d'aborder l'étiologie difficile de la formation des caillots dans les veines à la suite des traumatismes.

Les causes sont nombreuses ; on peut en reconnaître de *locales* et de *générales*.

*Causes locales.* — Les causes locales exigent, relativement au siége, une subdivision détaillée : c'est ainsi que la cause peut résider soit en dehors de vaisseaux veineux, soit sur la paroi elle-même, soit enfin dans l'intérieur de son calibre.

1° Voici sommairement ce qui se passe au moment d'une fracture ou d'une contusion. (A propos de l'anatomie pathologique, je m'étendrai plus longuement à ce sujet.) Au moment de la fracture, il se fait un épanchement sanguin considérable, qui infiltre les tissus et remonte plus loin dans l'étendue du canal médullaire. Les parties molles, contusionnées, gorgées de sang, ont augmenté de volume. La peau est luisante, tendue, rouge ou rosée. Il y a donc un excès de pression par suite de l'hémorrhagie interstitielle qui s'est produite. Le sang, coagulé dans le foyer de la fracture, a nécessairement comprimé les vaisseaux rompus et amené la formation de coagulums, sous l'aspect de bouchons fibrineux aux extrémités de ces vaisseaux. Ceux-ci remontent jusqu'aux premières valvules. De là, suppression de la vis *a tergo*, ralentissement et stase du sang qui arrive des collatérales, coagulum nouveau commençant au niveau des valvules; les caillots s'allongent par les dépôts successifs de fibrine, et il arrive un moment où la lumière des vaisseaux veineux est totalement obstruée dans une étendue considérable.

Lorsque la fracture est comminutive, les fragments ne sont pas toujours en rapport; par l'effet d'un violent traumatisme, ils peuvent être déviés de leur direction normale, et comprimer alors les veines des membres, en diminuer le calibre, et amener un certain ralentissement dans la circulation de ces mêmes vaisseaux.

On peut donc signaler la compression comme une des causes de la coagulation du sang veineux; et dans le cas qui m'intéresse, elle y prend une part assez grande. Néanmoins, il est bon de mentionner encore une cause, qui ne doit pas rester ignorée, car elle peut, avec moins de droit sans doute, prendre place à côté de celles que j'ai déjà signalées : je veux parler de l'application d'un appareil de fracture trop serré, d'un bandage dextriné ou silicaté exerçant une constriction trop énergique. C'est une cause qui a sa valeur, on conçoit en effet que, dans ces tissus où la stupeur locale est déjà si prononcée, où la circulation troublée et languissante lutte sans cesse contre les tendances de dénutrition des tissus; on conçoit, dis-je, que la moindre compression, si elle est trop forte et trop prolongée, favorise le ralentissement et la stase du sang dans les veines. Le repos du membre et la station horizontale vient aussi seconder cet effet.

2° Je passe aux lésions qui, siégeant sur la paroi veineuse, peuvent amener des coagulations. A la suite d'une fracture par cause directe, les veines sont quelquefois contusionnées. Si le traumatisme a touché profondément les tissus, les vaisseaux peuvent être mis à nu, s'enflammer et présenter tous les signes de la phlébite : du sang est infiltré dans le tissu cellulaire péri-veineux; les tuniques sont quelquefois déchirées; mais cette cause est assez rare, et le plus souvent la phlébite est consécutive à la formation des caillots.

Il est encore une cause locale qui peut être considérée comme une cause de thrombose veineuse, c'est l'*inflammation voisine des veines*. Effectivement, à la suite des grands traumatismes, comme on les observe dans les contusions profondes et les fractures comminutives, les tissus contusionnés sont le siége d'une phlegmasie étendue, qui, de proche en proche, arrive à gagner la veine, et facilite par compression la coagulation du sang noir. Ce phénomène est d'autant mieux réalisé que cette phlegmasie est limitée par des aponévroses plus résistantes.

L'inflammation de la membrane interne de la veine, dont l'existence, admise par Hunter, a été ensuite rejetée par Virchow, entre pour une grande part dans la coagulation. Il résulte des expériences qui ont été faites, que la membrane interne des veines présente une certaine résistance au travail phlegmasique; néanmoins, la présence d'exsudats à son intérieur, et l'état de la membrane qu a perdu son aspect lisse et sa diaphanéité pour devenir rugueuse et tomenteuse, sont une preuve incontestable d'un travail phlegmasique. On sait que la tunique interne est constituée par une couche d'épithélium pavimenteux, et d'une deuxième couche plus profonde, de nature élastique, à fibres longitudinales disposées en réseaux très-fins. Cette membrane interne est lisse et polie ; sa structure est peu favorable à l'idée d'une coagulation primitive, car plus le contenant est poli, moins le contenu liquide se coagule. Il faut donc admettre que les lésions de la tunique interne, qui sont capables d'amener la coagulation du sang, sont consécutives à un travail phlegmasique des membranes extérieures.

Néanmoins, je ferai remarquer que les veines présentent, dans leur intérieur, un grand nombre de valvules formant des saillies et des irrégularités dans la lumière des vaisseaux. Si l'on ajoute à cette cause de ralentissement du sang un état inflammatoire des tuniques, ou une lésion traumatique quelconque, on pourra constater la formation d'un caillot sanguin, allant de la périphérie vers le centre, sur le lieu même de l'altération : il est facile d'observer ces faits curieux à la suite de la torsion d'une veine. On voit alors, quelque temps après, la fibrine se déposer sous forme de petits corpuscules irréguliers, qui se réunissent sur les parties des parois veineuses les plus saillantes à l'intérieur du vaisseau.

3° J'aborde la troisième subdivision de mes causes locales, c'est-à-dire les conditions nécessaires pour amener la présence des coagulums à l'intérieur des vaisseaux veineux.

A la suite d'une contusion et d'une fracture, ai-je dit plus haut, il se fait un épanchement de sang autour du foyer de la fracture, et sur le lieu même du traumatisme. Les vaisseaux sont déchirés et rompus, et présentent au niveau du mal autant de bouches absorbantes. Le sang épanché est donc résorbé, et, d'après les lois ordinaires de la résorption, les parties liquides disparaissent les premières. Puis les parties solides sont alors constituées par de la fibrine et par une quantité innombrable de globules. Ces éléments subissent à la longue une sorte de désagrégation moléculaire qui les rend aptes à être repris par la circulation : les vaisseaux capillaires, les veinules, puis les veines, se chargent des produits de la résorption ; ceux-ci arrivent peu à peu dans le système circulatoire, adhèrent aux parois veineuses, et deviennent ainsi l'origine de thrombus autochthones.

Qu'on suppose maintenant une fracture grave avec plaie et issue des fragments. Les liquides septiques qui sont versés au niveau du foyer seront également soumis à l'absorption veineuse, et amèneront alors la coagulation. Cet empoisonnement du sang par des substances putrides a été étudié par Virchow qui lui a donné le nom de *pyosepticohémie*.

Je crois que l'absorption des éléments du sang épanché autour d'une fracture est une des conditions les plus favorables à la formation des caillots.

Le ralentissement du cours du sang n'est pas étranger à la présence des coagulums. Aussi léger soit-il, son action n'en est pas moins manifeste. Ce ralentissement peut tenir à deux causes principales. Dans un premier cas, on peut l'attribuer à une modification dans l'organe central de la circulation, dont la force impulsive est diminuée sous l'influence d'une certaine débilité de l'organisme, comme on l'observe à la suite des fractures graves.

Vient en second lieu la diminution du calibre des veines par un obstacle quelconque placé sur le trajet de ces vaisseaux, et qui rétrécit au point d'effacer la lumière du canal veineux. Tout le monde sait qu'on démontre en physiologie que tout liquide qui coule dans un canal animé d'une force quelconque éprouve une accélération, en passant d'un espace plus large dans un espace plus rétréci ;

mais ici, les conditions ne sont plus les mêmes, nous sommes en plein sur le terrain pathologique. Les parois veineuses ont perdu leur contractilité par suite des altérations qu'elles ont subies, et le sang lui-même, atteint jusque dans son essence, obéit aux phénomènes morbides qui se passent autour de lui ; il se ralentit dans son cours et se coagule.

Il serait intéressant de rechercher si la coagulation du sang peut se faire, dans un point circonscrit, par le seul fait du ralentissement sans altération des vaisseaux. La question revient à celle-ci : Le sang peut-il se coaguler spontanément dans les veines d'un membre atteint de fracture, sans lésion préalable des parois. La chose est possible. En effet si les obstacles au cours du sang suffisent à provoquer sa coagulation quand il est normalement constitué, il n'est pas moins certain que, lorsqu'une cause morbide, en modifiant sa composition chimique, a diminué ses aptitudes à rester coulant, c'est toujours dans les régions, où sa vitesse est la moins rapide, dans les veines les plus éloignées du cœur, à gros calibre et à parrois rigides, que le contenu vasculaire se prend de préférence (1). Il est juste d'admettre que la coagulation puisse alors se montrer dans un point voisin du foyer d'une fracture où tous les tissus atteints d'une sorte de *cachexie loccale* portent une atteinte profonde à la composition du sang, tout en troublant l'équilibre nécessaire à son libre cours.

Ceci m'amène à étudier la vitesse de circulation du sang dans le système veineux. La chose est difficile, et, malgré les beaux travaux d'Hérinǵ et de Vierord, il n'est guère possible de juger la question d'une façon complète.

La rapidité du mouvement sanguin est subordonnée, comme l'a établi Marey (2), à deux conditions principales,

(1) E. Bertin. Etude critique de l'embolie dans les vaisseaux veineux et artériels. p. 50.

(2) Marey. Phys. méd. de la circulation du sang, 1863, p. 157.

l'intensité de la force motrice et la proportion des résistances. La contractilité cardiaque et l'élasticité des tuniques artérielles sont les agents de la première catégorie; elles exercent leur activité dans le système de la grande circulation ; et la somme des obstacles est en même temps de beaucoup supérieure au-devant de la colonne veineuse, puisque la capacité des vaisseaux à sang noir va en diminuant de la périphérie vers le centre, mais tout le monde sait combien le calibre des veines est en général supérieur à celui des artères. Quelle est la tension du sang dans le système veineux? Elle est moindre que dans le système artériel, et cela pour une raison bien simple. L'ondée sanguine, à sa sortie du cœur gauche, rencontre dans les artères et surtout dans le système capillaire une certaine résistance qui vient lui constituer, ponr ainsi dire, un obstacle; néanmoins l'ondée franchit l'obstacle, mais c'est aux dépens de sa force impulsive qui est alors singulièrement diminuée.

La tension dans le système veineux n'est donc pas uniforme; effectivement le sang noir vient parfois, dans son parcours, se heurter contre des obstacles qui varient avec les organes traversés, c'est-à-dire suivant la longueur, le nombre et le diamètre des canaux du réseau capillaire. D'après M. Béclard, cette tension varie suivant l'état de réplétion du système sanguin et avec la tension artérielle, elle varie encore à divers moments, dans certains points du système, suivant l'état de repos ou de mouvement de la partie ou suivant les mouvements de la respiration (1).

Il résulte des recherches physiologiques qu'au voisinage du cœur droit et en particulier de l'artère pulmonaire, la vitesse du sang est sensiblement égale à celle que possède l'ondée artérielle au moment de son irruption du ventricule gauche. Seulement il est dans les artères une

(1) Béclard. Traité élémont. de physiologie, p. 249.

condition défavorable à la vitesse, c'est l'agrandissement croissant de la capacité artérielle; cette situation défectueuse n'existe plus dans le système veineux où le résultat inverse se produit des capillaires jusqu'au cœur; tandis que le sang artériel diminue peu à peu de vitesse, le sang veineux au contraire augmente sensiblement en vertu de ce principe, auquel j'ai déjà fait allusion, à savoir, que tout liquide qui coule dans un canal animé par une force quelconque éprouve une accélération, en passant d'un espace plus large dans un espace plus rétréci.

Le calcul de la vitesse du sang veineux, loin de présenter la même précision que celui du sang artériel, a été fait à l'aide de l'*hémodromomètre* (de αιμα, sang, δρομος, course) de Volkmann et de l'*hémotachomètre* de Vierordt (άιμα, sang, ταχος, vitesse).

L'hémodromomètre, introduit dans la jugulaire d'un chien, a donné une vitesse moyenne de 22 centimètres par seconde; dans l'artère carotide et sur le même animal, la vitesse moyenne du sang rouge a été de 29 centimètres par seconde, chiffre bien plus considérable que celui qui a été obtenu sur la jugulaire.

*Causes générales.* — Je n'insisterai pas longuement sur les causes générales. L'affaiblissement de la constitution, à la suite des fractures graves, compliquées d'hémorrhagies et entrainant une suppuration prolongée avec spoliation directe de l'organisme, est peut-être la seule cause que je puisse signaler.

Mais cette cachexie arrive toujours à une période où les veines sont déjà remplies de caillots; elle peut néammoins amener la formation de nouvelles thromboses et ces dernières ont été étudiées par Virchow sous le nom de thromboses marastiques.

Faut-il admettre une crase spéciale du sang en vertu de laquelle arrive sa coagulation sans qu'il soit possible d'en saisir le phénomène intime; la chose est assez vraisemblable. Il suffit, du reste, de ne pas perdre de vue les symptômes présentés par les fracturés, et les individus atteints de contusions profondes des membres : leur visage pâle et anxieux exprime la souffrance, les extrémités sont froides et violacées; pris d'un tremblement général, ils présentent tous les signes de l'algidité. Une circulation faible et languissante, comme on l'observe chez les vieillards, indique le collapsus profond dans lequel sont tombés les malades. Il est certaines personnes, d'une nature irritable et douées de ce que l'on est convenu d'appeler la diathèse nerveuse, qui éprouvent de très-vives douleurs et même quelques spasmes et des vomissements.

Tous ces phénomènes indiquent un trouble profond du système nerveux ; il n'y aurait donc rien d'extraordinaire que l'élément sanguin, qui est sous sa dépendance, en fût altéré jusque dans sa crase. M. Emile Bertin (de Montpellier) a préféré voir dans une sorte de cachexie locale une intervention circonscrite sur la composition chimique du sang. Begbie (1) a montré que, pendant la résolution des pneumonies, l'urine contenait une substance albumino-fibrineuse évidemment empruntée aux sécrétions interstitielles du poumon: pourquoi les tissus contusionnés, déchirés, enflammés, après avoir usé leur vitalité dans les réactions dont ils ont été le siége, quand ils retournent, par une sorte de lassitude, aux conditions de la santé, ne verseraient-ils pas dans le sang qui les traverse un produit portant l'empreinte de leur épuisement nutritif? (2).

Les auteurs allemands, en tête desquels on peut placer Vogel, admettent, dans certains états particuliers de l'organisme, une altération spéciale du sang qui a reçu d'eux le nom d'*inopexie* (ις,ινος, fibrine ; πῆξις, coagulation.) C'est une modification en vertu de laquelle la fibrine a une tendance anormale à la coagulation : presque toujours on

(1) Begbie. On temporary albuminuria, in Monthley journal. 1852.
(2) E. Bertin. Etude critique de l'embolie, p. 154.

constate qu'il existe en même temps un état particulier d'hypérinose, caractérisé par une augmentation des substances fibrinogènes, seulement il est difficile d'affirmer la constance de ce phénomène. Un certain affaiblissement dans les battements du cœur, une diminution de la contractilité des veines et enfin une stase du sang produite par le repos et la situation horizontale des membres blessés, sont des conditions auxilaires presque indispensables à la formation de ces thromboses par dyscrasie inopectique.

Il est des auteurs qui ont cité l'alcoolisme comme pouvant amener la formation de coagulations veineuses; d'un autre côté on sait combien les traumatismes sont fréquents chez les individus adonnés aux boissons spiritueuses.

---

## CHAPITRE II.

### ANATOMIE PATHOLOGIQUE. — MODE DE FORMATION DES CAILLOTS. — CAILLOTS ACTIFS. — CAILLOTS PASSIFS.

Dans toute fracture et dans toute contusion, il se fait un épanchement sanguin accompagné d'accidents qui varient depuis une simple ecchymose jusqu'à l'attrition complète des tissus. Le sang est infiltré dans le tissu conjonctif, qui présente çà et là une ou plusieurs ecchymoses dont l'étendue varie avec la nature de la cause nocive, et la richesse de la région en vaisseaux capillaires. Les muscles sont contus, infiltrés d'un sang noir et poisseux et offrent dans les régions les plus éloignées de petites ecchymoses punctiformes. Quand on les presse dans la main, on éprouve la sensation que donnerait une éponge exprimée avec force; c'est-à-dire qu'ils sont spongieux et friables au plus haut degré.

Les veines musculaires de tout calibre, invisibles d'ordinaires, sont obstruées par des caillots noirs.

Le canal médullaire renferme du sang en abondance et la moelle présente un aspect noirâtre.

Mais mon attention doit surtout se porter sur les veines émanées du pourtour du foyer de la fracture.

Mes recherches portent sur huit fracturés dont les uns ont succombé après le cinquième jour, et les autres après le trentième. A toutes ces périodes, j'ai trouvé des caillots plus ou moins avancés dans leur organisation, avec ou sans lésions des parois veineuses.

Le tissu cellulaire péri-veineux est infiltré de sang, il présente un épaississement œdémateux, adhère au tissu cellulaire voisin, et ailleurs on observe de petites ecchymoses disséminées en grand nombre.

La tunique moyenne était notablement épaissie et résistante; à une période plus avancée de l'affection, on rencontrait dans l'épaisseur de cette paroi une lymphe plastique solide, infiltrée entre les éléments de la tunique. De légères ecchymoses se traduisaient à l'intérieur du vaisseau par de fines arborisations. Les veines ouvertes restaient béantes à la coupe.

La tunique interne est plus rarement atteinte : ce n'est qu'à une époque avancée de l'inflammation que la paroi interne présente une teinte rouge, et dans les endroits correspondant aux points où adhèrent les caillots, on trouve que la tunique interne a perdu son aspect lisse, qu'elle est devenue rugueuse et présente quelques taches sanguines : au-dessus du caillot on trouve une lymphe plastique adhérente sillonnée par de fins ramuscules.

Ces lésions de la paroi n'existent pas dans toute la veine : c'est seulement au niveau des caillots qu'on rencontre cet épaississement des tuniques, et comme, d'autre part, les caillots sont isolés l'un de l'autre, l'épaississement de la paroi, loin de suivre une marche uniforme, accompagne le caillot lui-même, de sorte qu'à l'extérieur et à simple vue la veine paraît tantôt renflée, tantôt au contraire rétrécie, ou pour mieux dire avec son calibre normal. Au toucher, la paroi veineuse paraît dure au niveau du caillot, et saine au contraire dans les espaces intermédiaires à ces moules fibrineux : effectivement la veine sectionnée s'est affaisée sur elle-même; les tuniques sont indemnes de toute lésion.

Dans les autopsies, que j'ai pratiquées avec soin, j'ai ouvert les veines saphènes du côté malade, et jamais je n'y ai trouvé le moindre caillot ni la moindre altération des parois. Il en est de même des veines superficielles du bras.

Toutes ces lésions existent le plus souvent dans les tibiales antérieures et postérieures, dans les veines péronières. La veine fémorale et la veine poplitée contiennent parfois en assez grand nombre des caillots actifs. Celui de la fémorale se prolonge ordinairement dans l'iliaque et passe, comme sous un pont, sous l'arcade de Fallope, ou bien envoie un prolongement jusque dans l'embouchure de la saphène interne, mais sans adhérer à ce dernier vaisseau. Enfin dans la veine cave inférieure on ne trouve plus que du sang noir et caillebotté.

Rien dans les veines du côté sain.

Je ne veux pas chercher à prouver que la phlébite est ou primitive ou consécutive! Loin de moi cette pensée! Du reste le travail serait au-dessus de mes forces. Tous les auteurs n'admettent pas que les thromboses veineuses soient une suite de la phlébite, et, parmi ceux-là, on cite Tilbury-Fox, Virchow, Copland, Rigby, Casper, Simpson, Humphry et Kiwish; Waller de Prague est porté à croire que l'absence complète de lésions dans les parois veineuses et le caractère inflammatoire du sang renfermé à leur intérieur, montrent que la phlébite n'est point primitive, mais qu'elle reconnaît pour cause la coagulation du sang. Quoi qu'il en soit, il est rationnel de penser que dans l'état actuel de la science il est très-difficile d'admettre plutôt qu'une autre la théorie de Waller de Prague.

Je dois dire qu'il est assez fréquent d'observer la coagulation du sang dans les sinus crâniens, lorsque l'inflammation de la paroi vasculaire coïncide avec celle des os qui sont en contact avec elle. Et s'il faut en croire Von Dusch, ce n'est pas l'inflammation qui amène la formation des coagulums, mais plutôt le trouble circulatoire qui existe dans la région malade.

Cependant il est quelques particularités qui m'ont été suggérées par les pièces anatomiques soumises à mon observation. Je ne cherche pas à résoudre le problème, c'est simplement une question que je pose à mes juges. J'ai dit plus haut que j'avais trouvé sur les parois veineuses un épaississement annulaire, nettement délimité, et qu'à 4 ou 5 centimètres plus loin j'avais rencontré les mêmes lésions avec des espaces intermédiaires parfaitement sains; enfin qu'au niveau de l'épaississement se trouvait un caillot adhérent, et que celui-ci manquait au niveau des espaces sains. Si la phlegmasie avait été primitive, il est probable que, suivant les lois connues et si bien étudiées par Broca de la propagation de l'inflammation, celle-ci eût suivi une marche uniforme et n'aurait pas ainsi procédé par sauts. Et puis, en second lieu, les veines superficielles sont presque toujours intactes. Ne devraient-elles pas être atteintes les premières, vu leur position sous-cutanée, surtout quand le traumatisme reconnaît pour cause une violence directe? Il y aurait donc alors une action élective de la phlébite sur les veines profondes? Cependant, en examinant celles-ci, j'ai souvent retrouvé, et la chose n'est pas toujours facile, les caractères indiqués par Marc Sée, à propos des caillots de l'artère pulmonaire, à savoir, que, lorsque la phlegmasie est secondaire, l'inflammation pariétale rayonne autour du caillot.

Il est une cause qui entre pour une grande part dans la formation des caillots, c'est la résorption du sang épanché autour du foyer de la fracture, et à cet égard Velpeau s'exprime en ces termes : « Dès que le sang fluide, manifestement doué de vie, a cessé de circuler et se concrète dans un vaisseau quelconque, il meurt. Ce n'est plus alors que du sang mort, un cadavre au sein de la vie, un corps inerte, un corps étranger dans un des courants vitaux de l'organisme; rien de plus net que les dangers possibles d'un tel produit que tout le monde est à même de saisir, pour peu que l'on ait la moindre idée de la circulation dans le corps de l'homme. »

Et plus loin :

« Entraînées à l'état de poussière ou de corpuscules, aussi bien qu'à l'état de grumeaux, de masses tantôt fines, tantôt considérables, comme dans un fleuve qui charrie du sable, des caillots ou d'énormes blocs, ces substances donnent la clef d'une série infinies de lésions. »

N'est-il donc pas certain, ajoute M. Azam, que le passage incessant de ces éléments dans les radicules veineuses, puis dans les veines, a pu enflammer leur membrane interne, et que cette phlébite, agissant lentement, sourdement, a coagulé le sang de proche en proche et amené les désordres décrits,

### Observation Ire.

Fracture du col du fémur. — Mort. — Thrombose de la veine fémorale. — (Communiquée par M. le professeur Verneuil).

A. Thérèse, 85 ans, entre, le 5 décembre 1872, à la Pitié, salle Saint-Augustin, nº 11, pour une fracture du col du fémur, à droite.

Elle meurt le 30 décembre, après avoir présenté de l'œdème du membre inférieur du côté malade. Il n'y avait pas eu d'appareil : on avait simplement tenu le membre fléchi et immobilisé par des coussins.

A l'autopsie, on trouve les particularités suivantes :

La veine fémorale au niveau du pli de l'aine et dans l'étendue de cinq centimètres environ est remplie par un caillot qui occupe en entier la cavité du vaisseau, sans adhérer à la surface de sa paroi. Ce caillot est de couleur gris noirâtre à l'extérieur; il y présente çà et là des parties nettement grises, formées seulement de fibrine; il est solide et assez résistant, non ramolli à son centre, où il est jaune-rougeâtre.

La plupart des veines qui se jettent dans la fémorale à ce niveau contiennent aussi un caillot, mais dans une petite étendue seulement. A mesure qu'on s'éloigne de la fémorale, le caillot devient de plus en plus noir et mou, et n'occupe plus qu'une partie de la capacité de la veine. Dans plusieurs petites veines, le sang n'est pas coagulé, il est seulement poisseux et de couleur rouge foncé.

Le point de départ de la thrombose paraît donc être la veine fémorale, car le caillot, dans cette veine, est manifestement plus ancien que dans les collatérales (1).

### Observation II

Fracture comminutive de la jambe à la partie moyenne sans issue des fragments. — Contusion cérébrale. — Mort. — Thrombose des veines de la jambe. — (Salle 11, lit 37. — Service de M. le professeur Azam).

Soulès (Jean), âgé de 55 ans, est ramassé, le 10 février au soir, 1873, sur la voie publique.

Se trouvant en état d'ivresse, il a été heurté par une charette qui l'a violemment lancé sur le trottoir, la tête la première, et qui lui a passé sur la jambe gauche.

Transporté à l'hôpital Saint-André, on constate qu'il porte à la jambe gauche une fracture des deux os. La fracture est comminutive et donne la sensation d'un sac de noix. Elle siége à la partie moyenne; dans ce point, la peau est excoriée; il y a en dehors une légère solution de continuité, mais elle ne communique pas avec la fracture.

Le malade ne répond pas aux questions qu'on lui adresse ; sa respiration est pénible, profonde, stertoreuse. Le pouls est petit, filiforme et assez lent. La figure du malade est hébétée. Il y a en même temps de la rétention d'urine et des matières fécales. Le malade présente de la contusion cérébrale. En examinant la tête, on rencontre, sur le pariétal droit, une bosse sanguine considérable, avec une plaie obliquement dirigée de haut en bas et d'avant en arrière.

La contusion cérébrale fait des progrès, et le malade succombe le 22 février, le douzième jour de l'accident.

A l'autopsie, les sinus de la dure-mère sont gorgés d'un sang noir et épaissi. Le lobe frontal gauche est détruit et présente l'aspect d'une bouillie rougeâtre. Pas de fracture du crâne.

En examinant le membre inférieur, on trouve un épanchement sanguin

(1) Par M. Petit, interne du service.

abondant au niveau de la fracture. Les muscles du mollet sont infiltrés d'un sang noir et poisseux; l'infiltration remonte très-haut, jusqu'au-dessous de l'articulation du genou. Le sang épanché présente l'aspect de la gelée de groseille.

La saphène externe et la saphène interne sont intactes; seules, les veines profondes renferme des caillots.

Les veines tibiales antérieures sont remplies en certains endroits de caillots petits, assez consistants, mais sans adhérences : ils sont rosés et jaunâtres à leur intérieur. Les parois veineuses sont saines et présentent seulement une légère coloration rouge, due à l'imbibition et à l'infiltration dans le tissu cellulaire périveineux. Les tibiales postérieures en particulier renferment un grand nombre de caillots. Ceux-ci affectent la forme d'un tronc de cône, et se prolongent jusque dans les collatérales, se mettant ainsi à cheval sur la paroi intermédiaire aux deux veines. Ces caillots sont gris jaunâtres et ont un aspect stratifié. Cependant, quelques-uns ne sont pas aussi avancés dans leur organisation et sont devenus rougeâtres et friables. Ces coagulations ne commencent qu'un peu au-dessous du niveau de la fracture. En suivant depuis ce point jusqu'à la plante du pied, on ne rencontre rien. Les parois sont légèrement épaissies.

Dans la poplitée, les caillots sont plus rares, ils ne présentent pas la même consistance et ne sont point adhérents. Les tuniques de la veine sont saines.

Dans la veine fémorale, toujours au-dessous de l'arcade de Fallope, on rencontre un caillot arrondi, rosé, jaunâtre dans son centre, et présentant une organisation fibroïde assez marquée : il adhère légèrement à la paroi et se prolonge jusque dans la veine iliaque externe, en se terminant en forme de cône.

La veine-cave inférieure ne renferme que du sang caillebоté, noir et épais.

Rien dans les veines du bassin. J'ai ouvert les veines du côté opposé et je n'ai trouvé aucune coagulation. Les parois étaient saines.

## Observation III.

**Fracture comminutive de la jambe gauche avec plaie et issue des fragments. — Fracture de cuisse du côté droit. — Mort par infection purulente. — Autopsie. — (Salle 3. — Service de M. le Dr Azam).**

Antoinette G..., âgé de 65 ans, est arrivée à l'hôpital Saint-André, de Bordeaux, dans les salles de la clinique chirurgicale, le 20 février 1873.

Cette femme est tombée dans un escalier et a roulé environ la hauteur d'un premier étage. Elle s'est fracturé la cuisse droite et la jambe gauche. On constate à son arrivée une fracture du tibia à son tiers inférieur. Un fragment fait saillie à travers les lèvres d'une plaie, qui mesure bien trois centimètres. Le péroné est sain. Le fémur est brisé un peu au-dessus de l'articulation du genou.

On applique sur la cuisse un appareil de Scultet, et la jambe gauche est mise dans une gouttière pour la facilité des pansements, la plaie étant pansée par occlusion.

Le cinquième jour, 25 février, la malade ayant eu pendant la nuit de la fièvre et des frissons, on examine son membre. Les tissus sont congestionnés; autour de la plaie, existent de larges plaques de sphacèle, et, par ses lèvres, fait issue une assez grande quantité de tissu cellulaire gangrené. On applique un appareil plâtré en réservant une fenêtre au niveau de la plaie pour permettre d'examiner le mal : malgré tous ces soins, la malade expire le 10 mars, après avoir présenté des frissons multiples et des symptômes non douteux d'infection purulente.

A l'autopsie, on trouve des abcès métastatiques dans le foie, dans les poumons et dans les reins. Epanchement de pus dans les plèvres.

J'examine d'abord les veines du membre inférieur droit. La veine laphène interne ne contient pas de caillot, pas plus que la saphène externe: mais la veine fémorale ouverte laisse voir un magnifique caillot, très-long, car il mesure bien de neuf à dix centimètres; il est consistant, dur et épais; son adhérence à la partie veineuse est considérable; il se déchire en certains endroits plutôt que de se détacher; il est rougeâtre, formé de couches régulièrement emboîtées à la périphérie. On arrive ainsi presqu'au centre, où l'on trouve un cylindre fibrineux grisâtre, très-consistant. Ce caillot s'étend jusqu'à l'arcade de Fallope. Au-dessous de lui, la paroi veineuse présente un aspect dépoli et un état rugueux très-prononcé. Les tuniques veineuses sont épaissies et seulement dans les points correspondant au caillot. Les veines tibiales antérieure et postérieure du même côté ne présentent que quelques caillots insignifiants.

Du côté gauche, pas la moindre coagulation sanguine dans les saphènes :

Autour de la fracture, épanchement sanguin abondant. Il existe en même temps, du côté de la plaie, une grande quantité d'un pus mal lié, séreux, mélangé avec des débris d'un tissu cellulaire sphacélé.

Les veines tibiales postérieures présentent des caillots durs, rougeâtres et adhérents dans toute leur longueur à la paroi veineuse. Les parois sont épaissies et fortement rétractées sur les caillots, qui oblitèrent ainsi la lumière du vaisseau.

Dans les péronières, les caillots sont moins abondants, mais ceux qui existent présentent absolument les mêmes caractères que ceux des tibiales postérieuses.

Les veines tibiales antérieures ne présentent rien à signaler.

Dans la veine poplitée, un seul caillot assez long, adhérent, mais peu volumineux; il a une teinte rosée à la superficie et grisâtre à son centre.

Dans la veine crurale, au-dessous du ligament de Fallope, on trouve un caillot assez gros, légèrement adhérent à la paroi. Ce caillot est consistant et épais. Les veines qui aboutissent à la fémorale présentent des coagulations mollasses et rougâtres, mais sans adhérences. Des caillots de même nature, gros et sans beaucoup de consistance remplissent, en certains points, le calibre de la veine iliaque externe.

Les muscles de la jambe sont infiltrés, dans une assez grande hauteur, d'un sang noir et poisseux; plus bas, du pus mal lié, laissant en suspension quelques grumeaux épais, s'écoule par les incisions.

### Observation IV.

Fracture de la jambe gauche. — Délire nerveux. — Mort. — Autopsie. — Thrombose des veines de la jambe. — (Service de M. Azam.)

Pierre Libière, âgé de 33 ans, emballeur, est entré, le 1er juillet 1873, à l'hôpital Saint-André, salle 11, nº 22, service de M. le professeur Azam.

Cet homme a eu la jambe prise entre le sol et un ballot de marchandises assez volumineux. On constate, à l'examen de son membre, une fracture du tibia et du péroné, à huit ou neuf centimètres au-dessus des malléoles. On applique un appareil de Scultet. Tout va bien jusqu'au 4 juillet, à part quelques soubresauts qui se sont fait sentir, pendant la nuit, dans la jambe malade.

Dans la nuit du 4 au 5, le malade a été pris de délire nerveux, avec loquacité excessive et grande crépitation. Dans son délire, le malade a dénoué les pièces de son appareil et les a fait voler autour de son lit.

On lui pose un appareil plâtré dès le matin, afin de maintenir son membre et les fragments en contact. On lui prescrit de l'opium à l'intérieur et des quarts de lavements laudanisés de six heures en six heures.

Le délire continue jusqu'au lendemain et redouble à chaque instant d'intensité. Enfin, le malade succombe le 8 juillet, à cinq heures de l'après-midi.

A l'autopsie, je constate un épanchement sanguin abondant, non seulement autour du foyer de la fracture, mais sur la face postérieure de la jambe, jusque dans l'épaisseur des muscles du mollet et de la région externe de la jambe. Il s'écoule par les incisions un sang noir, épais, caillebotté, ressemblant à la gelée de groseille, et formant une couche uniforme au-dessus et au-dessous des aponévroses et dans le tissu cellulaire intermusculaire. La fracture du tibia est une fracture en V, transversale en arrière, et se terminant en avant par une pointe aiguë, située immédiatement sous la peau. Le péroné est brisé un peu plus haut et présente un fragment isolé recouvert, pour ainsi dire, par l'épanchement sanguin.

Les veines superficielles, c'est-à-dire la saphène interne et la saphène externe, sont vides de caillots : leurs parois sont saines dans toute leur étendue.

Les veines tibiales antérieures contiennent de loin en loin quelques caillots. Mais ces caillots sont mous, rosés, sans trace d'une organisation bien avancée. Ces caillots ne sont point adhérents, et, au-dessous d'eux, la membrane interne de la veine présente une teinte rougeâtre, due à un effet d'imbibition. Pas d'épaississement des tuniques; le tissu cellulaire périveineux présente, au niveau de la fracture, quelques stries rougeâtres.

Les tibiales postérieures présentent aussi des caillots mous et rosés, qui ne sont pas plus organisés que les précédents; l'un deux, cependant, long de trois centimètres, paraît être adhérent au vaisseau, mais on le détache, à la fin, en tirant sur lui d'une façon continue. La tunique, à ce niveau, paraît marquée de taches noirâtres, et présente un aspect légèrement dépoli. L'épaississement des tuniques est aussi très-faible et paraît plus étendue que le caillot.

La veine poplitée ne présente qu'un caillot, qui s'étend au-delà de l'embouchure de la saphène externe, et dont un prolongement, issu de ses côtés, s'étend jusque dans la saphène elle-même, de façon à se trouver à cheval sur l'éperon formé par l'accollement des deux vaisseaux.

Enfin, au-dessous du ligament de Fallope, on trouve un caillot allongé dans l'intérieur de la veine fémorale. Ce caillot est mollasse, peu consistant et sans adhérences avec la paroi du vaisseau. Les tuniques sont saines et ne sont point hypertrophiées.

Rien dans la veine iliaque externe et les veines du bassin.

Vu le peu de temps qui s'était écoulé entre l'accident et la mort, les caillots n'avaient pu acquérir la consistance qu'ils présentent ordinairement vers le trentième ou le quarantième jour; mais les coagulations existaient. Quelques adhérences légères avaient commencé à s'effectuer, et cela dès le huitième jour de la fracture.

## Observation V.

Fracture de la jambe droite. — Mort. — Autopsie. — Thrombose des veines de la jambe. — (Salle 17, n. 25. — Service de M. le Dr Lanelongue).

Mischelon (Prosper), âgé de 64 ans, est entré à l'hôpital Saint-André de Bordeaux, le 25 juin 1873.

Cet homme est tombé du haut d'un arbre élevé et s'est fracturé dans sa chute le tibia et le péroné de la jambe droite au tiers inférieur.

La fracture est oblique, comminutive, mais sans issue des fragments. Elle est obliquement dirigée en haut et en dehors. La contusion des téguments est considérable, un épanchement sanguin abondant est situé autour de la fracture, et l'ecchymose est très-marquée sur la face postérieure de la jambe. On applique un appareil de Scultet. Tout va bien jusqu'au vingt-unième jour où le malade succombe à une pneumonie hypostatique.

A l'autopsie, j'ouvre la saphène interne que je trouve saine et complètement vide de caillots; la saphène externe ne renferme aucun caillot; les parois sont saines, seulement au niveau de la fracture existe une coloration rosée à la face interne dans une étendue de 2 ou 3 centimètres.

La veine fémorale contient quelques caillots petits et sans beaucoup d'adhérences, ils ne sont pas très-consistants, mais offrent cependant aux doigts une légère résistance. Les parois sont saines.

La veine fémorale profonde ne présente rien de remarquable à noter; la lumière du vaisseau n'est pas obstruée par des coagulations sanguines. La veine poplitée est encore saine quant à ses parois, et renferme quelques caillots petits et peu adhérents, en tout semblables à ceux déjà signalés dans la veine fémorale.

Les deux veines tibiales antérieures sont totalement obstruées par des caillots consistants, durs et parfaitement adhérents; on ne peut sans les briser les détacher de la paroi qui les contoure; parfois ils se détachent et on remarque alors au-dessous que la face interne de la veine, au point d'attache est gris rougeâtre et présente un aspect rugueux; les caillots sont assez longs, et l'un d'eux mesure 21 centimètres; l'extrémité qui est tournée du côté du cœur est composée de couches stratifiées qui se sont déposées consécutivement à la formation du coagulum.

Les veines tibiales postérieures présentent les mêmes coagulations, mais en plus grand nombre.

En les ouvrant de haut en bas, et en partant de la poplitée on y trouve des caillots adhérents et d'une très-grande consistance : ces caillots sont réunis entre eux par leurs extrémités, à l'aide de ponts ou de bandes constituées par de la fibrine organisée. Les caillots sont rosés dans certains endroits; dans d'autres leur aspect est rouge foncé, teinte due au dépôt consécutif de sang après la mort.

Je constate, en les enlevant, les mêmes rugosités de la paroi. Elle-même est loin d'être saine, et au niveau de la fracture surtout les tuniques veineuses sont épaissies; le tissu cellulaire périveineux a pris part lui-même à la phlegmasie,—il est épaissi, et maintient la veine béante aussitôt qu'on la coupe transversalement.

Les veines péronières offrent également les mêmes lésions et présentent des traces de phlébite au niveau de la fracture.

Enfin, autour de la fracture, il existe un épanchement sanguin très-considérable. Les deux fragments ne sont point consolidés et du canal médullaire s'échappe un sang noir avec une moelle rougeâtre, diffluente.

L'épanchement sanguin remonte presque dans les muscles du mollet qui à la coupe sont noirs, pleins de sang et dont les veines laissent échapper à la suite de l'incision les caillots qu'elles contenaient dans leur intérieur. Ces caillots sont également durs, noirs et présentent au doigt une certaine résistance.

J'examine les veines du côté droit : pas le moindre caillot; les parois sont intactes. Tout se borne au côté malade, et c'est au niveau de la fracture seulement que je rencontre le plus de caillots et que les parois veineuses m'ont paru présenter des traces de phlébite.

### Observation VI.

Fracture de la jambe gauche. — Mort. — Autopsie. — Thrombose des veines de la jambe. — Salle 10. — Service de M. le professeur Oré).

Jules Sabasse, âgé de 42 ans, charretier, est tombé de son véhicule : en tombant, il a roulé sous les roues de sa charrette et l'une d'elles, après avoir passé sur sa cuisse droite lui a fracturé la jambe gauche.

Transporté le 6 août à l'hôpital Saint-André, on constate une fracture des deux os de la jambe au tiers inférieur, à 4 ou 5 centimètres au-dessus de l'articulation tibio-tarsienne. Le tibia est fracturé obliquement, de haut en bas et de dedans en dehors. Le péroné aussi est brisé et au même niveau que le tibia.

Au point où la roue a appuyé sur le membre, on constate une contusion énorme des tissus, qui sont très-tuméfiés; l'épiderme est excorié, et de loin existent des phlyctènes remplies de sérosité.

Sur la cuisse droite, se trouve une bosse sanguine considérable qui fait le tour de la cuisse en avant, mais qui est surtout très-prononcée sur la face externe au niveau du muscle tenseur du fascia lata.

On applique l'appareil de Scultet sur la jambe, et des compresses résolutives sont tout le traitement apporté à l'épanchement sanguin de la cuisse. La collection sanguine ne se résout ni par la compression ni par les topiques.

Une ponction avec l'aspirateur est faite sans succès aucun. Le 16 août, on fait une incision qui donne issue à une grande quantité d'un liquide séro-sanguinolent. Le malade meurt le 3 septembre d'infection putride.

A l'autopsie, j'ouvre les veines du côté de la fracture. La saphène interne est vide de caillots dans toute son étendue. La saphène externe n'offre aucune coagulation veineuse dans son intérieur.

La veine fémorale présente des caillots volumineux au dessous du ligament de Fallope, ils se prolongent jusque dans la veine iliaque externe et en bas s'arrêtent à la moitié du triangle de Scarpa. Ce caillot est volumineux et n'est adhérent qu'à sa partie supérieure, au dessous de l'arcade, il l'est faiblement dans d'autres parties et en particulier en bas. Il est dur, consistant, assez épais et constitue comme une espèce de cylindre fibroïde à l'intérieur de la veine. Du côté de l'embouchure de la saphène, il est décollé et le sang arrivant avec force de cette dernière veine s'est creusé un canal en forme de rainure sur une des faces du caillot. La paroi de la fémorale n'est nullement épaissie; pas de lésions dans la tunique interne. Un peu de lymphe plastique fait adhérer le caillot à la paroi au dessous de l'arcade.

La veine fémorale profonde est oblitérée par des concrétions mollasses et rougeâtres, mais sans cohérences.

La veine poplitée renferme quelques caillots : les uns adhérents, les autres libres dans l'intérieur du vaisseau. Ces caillots ont la même consistance que ceux déjà signalés dans la veine fémorale.

Enfin, les veines de la jambe sont celles qui présentent les lésions les plus avancées; les tibiales antérieures contiennent quelques concrétions sanguines mais en petite quantité; celles qui existent au niveau de la fracture sont solides et très-adhérentes.

Les tibiales postérieures présentent trois ou quatre caillots durs, adhérents à la paroi et difficiles à détacher; la tunique interne au niveau du foyer de la fracture a perdu son aspect lisse, sa diaphanéité pour devenir rugueuse; on y constate également quelques taches sanguines. En un point, le caillot, par suite d'une transformation fibreuse complète, est fortement adhérent à la paroi qu'il a entraînée dans son retrait, de façon à rétrécir son calibre et à la transformer en une espèce de cordon.

Autour du foyer de la fracture épanchement sanguin abondant, infiltration sanguine dans les muscles de la jambe qui sont noirs, poisseux, très-friables et laissent écouler une assez grande quantité de sang coagulé analogue à de la gelée de grosseille.

### Observation VII.

Hypertrophie de la prostate. — Fausses routes nombreuses. — Œdème du membre inférieur droit. — (Service de M. Azam. Hôpital Saint-André).

Bonnegarde Jean, âgé de 65 ans, est apporté à la Clinique, salle n° 17, pour une rétention d'urine. Il a été sondé plusieurs fois en ville et il déclare qu'il a beaucoup souffert et que toutes les fois qu'on essayait de le sonder il s'écoulait une grande quantité de sang, mais pas la moindre goutte d'urine.

La vessie fait une saillie considérable au-dessus des pubis; de larges gouttes de sang s'écoulent par le canal de l'urèthre et le malade éprouve au périnée et dans les cuisses de très-grandes douleurs. Après plusieurs essais infructueux, on parvient à passer enfin une sonde en caoutchouc vulcanisé qui est laissée à demeure. Il s'écoule plusieurs litres d'une urine rouge et sanguinolente.

Deux jours après le malade est pris de fièvre et en même temps un œdème douloureux apparaît dans la jambe droite : la peau est blanchâtre, avec une teinte mate uniforme et les tissus infiltrés conservent quelque temps l'impression du doigt.

On sent, en examinant le triangle de Scarpa, un cordon dur, douloureux, s'étendant du ligament large jusqu'à la partie moyenne et interne de la cuisse, dans la direction des vaisseaux cruraux : dans ces points le malade accuse une douleur à la pression. L'abdomen est également douloureux et légèrement infiltré.

Peu à peu, à l'aide de la compression, l'œdème disparaît; et il est alors facile de sentir la veine fémorale thrombosée dans une assez grande étendue. Un mois après le malade succombe à un accès de fièvre urineuse.

*Autopsie.* — La prostate est le siége d'une hypertrophie manifeste; elle est molle, rougeâtre, spongieuse et extrêmement friable : on trouve cinq fausses routes, trois à la partie supérieure, une à la partie inférieure et une autre à la partie latérale droite de la prostate.

La veine saphène interne est vide de caillot, ses parois sont parfaitement saines.

La veine fémorale est remplie par un caillot énorme, très-épais, très-consistant; celui-ci commence au niveau de la partie inférieure du triangle de Scarpa et s'étend jusqu'à la moitié de la veine iliaque externe. Il ne possède pas dans tous les points le même calibre et paraît être constitué dans certains endroits par des fragments inégaux, reliés entre eux par de la fibrine organisée. L'un d'eux, le plus long, mesuré 20 centimètres : il est jaunâtre, noirâtre, très-dur, très-adhérent. Cherchant à l'arracher de son point d'attache, il résiste, mais, tirant avec plus de force, il est permis de l'enlever et de voir au-dessous, la tunique interne présentant un aspect rugueux et dépoli, une teinte grisâtre mélangée de stries rougeâtres.

Les parois de la veine fémorale, surtout en haut, sont très-épaissies et présentent tous les signes de la phlébite.

Les veines du bassin, presque sans exception, sont thrombosées et aussi loin qu'il est permis de les suivre, on rencontre dans leur intérieur des caillots adhérents dans certains points, libres dans d'autres. Ils ont la même couleur et la même consistance que le caillot de la veine fémorale. Ils adhèrent à la paroi veineuse. Les tuniques sont légèrement épaissies, et au-dessous des caillots, la face interne des parois veineuses présente l'aspect rugueux et dépoli signalé déjà dans la veine fémorale.

Les caillots les plus nombreux se trouvaient dans les veines du plexus vésico prostatique, et on y trouvait des traces manifestes de phébite.

Rien dans l'artère pulmonaire qui puisse faire supposer une migration fâcheuse; le cœur est surchargé de graisse et les poumons présentent quelque trace de congestion pulmonaire.

### Observation VIII.

Large contusion des cuisses et des parois abdominales. — Fracture du bras droit. — Mort par péritonite. — (Salle 11, n° 7. Service de M. le professeur Azam).

Berger Michel a été victime de l'explosion de la poudrière de Saint-Médard. Il est entré à l'hôpital Saint-André le 14 septembre 1873. Il a été lancé avec une grande violence contre un mur, et, à son arrivée, on constate une fracture du bras droit à la partie moyenne et une contusion avec ecchymose de la face antérieure des cuisses et des parois abdominales; un morceau de minerai de fer, de la grosseur d'un œuf de poule, a pénétré obliquement dans l'épaisseur des muscles de l'abdomen, fracturant le sommet de l'épine iliaque droite antérieure et supérieure. On sent facilement le corps étranger à travers la paroi, mais la contusion est si profonde, l'œdème des tissus si considérable qu'il est impossible d'en préciser la nature.

L'ecchymose est vaste et la paroi abdominale présente une tuméfaction due à l'épanchement sanguin qui l'infiltre dans toute son étendue.

Au niveau du bras l'ecchymose est profonde et il existe un œdème allant de la fracture à la main.

Le malade meurt de péritonite, le septième jour de son accident.

A l'autopsie, j'enlève la peau de la paroi abdominale et au-dessous je constate un épanchement sanguin étendu en nappe sur tout l'abdomen. Le sang est épais, noir et poisseux, il ressemble à de la gelée de groseille. J'ai cherché à ouvrir les veines de la région, mais elles étaient complètement détruites par le traumatisme considérable dont cet homme avait été victime.

Du côté du bras, fracture de l'humérus; épanchement sanguin abondant autour de la fracture. Les veines humérales, ouvertes avec soin, présentent des caillots mous et rosés, mais sans consistance fibrineuse et sans adhérence avec la paroi. Celle-ci est intacte, sans épaississement; seulement on constate à l'intérieur une teinte rosée uniforme due à l'imbibition, et un épanchement sanguin dans l'épaisseur du tissu cellulaire périveineux.

Les muscles sont infiltrés de sang. Celui-ci est épais et présente une coloration noirâtre.

*Caractères des caillots dans les veines.* — Quand les causes de la coagulation sanguine ont produit leur effet et que le signal a été donné à l'oblitération des veines, celle-ci poursuit alors sourdement ses phases. Le caillot, d'abord formé, est mou, rougeâtre et friable; puis il finit par durcir et par former un cylindre fibroïde à l'intérieur du canal. Tantôt le caillot envoie un prolongement dans chaque collatérale et l'oblitère, et tantôt ce prolongement n'existe pas.

Un caillot formé dans une veine s'accroît assez rapidement par ses deux extrémités, se rapprochant d'un côté des vaisseaux capillaires,et de l'autre se prolongeant dans le tronc principal par un prolongement inférieur au calibre des vaisseaux et libre à son intérieur.

La chose se comprend facilement pour l'extrémité périphérique, mais pour l'autre, Virchow prétend que l'extrémité centripète du caillot, amincie et conique, a pu maintenir dans un certain écartement les replis valvulaires veineux. M. E. Bertin n'adopte pas cette opinion, et il croit plutôt que la coagulation, n'oblitérant jamais complétement la veine, permet au sang veineux de la périphérie de longer l'espace situé entre la paroi et le thrombus, et d'aller grossir le bout du caillot tourné vers le cœur. Cette extrémité prend parfois un volume considérable et voici comment : le sang ralenti de la veine passe au devant du caillot, mais là, la fibrine rencontre une surface rugueuse qui lui offre une certaine prise ; elle s'y dépose peu à peu, absolument comme l'acide urique, autour d'un corps étranger tombé dans la vessie (1), alors il arrive deux choses : ou bien le dépôt successif de la fibrine qui déborde le caillot envahit la lumière des vaisseaux, tellement qu'elle finit par l'obstruer ; ou bien la veine obstruée vient aboutir à une branche volumineuse, alors le caillot se développe sans oblitérer le canal du vaisseau nouvellement envahi, et en permettant au sang de circuler.

Enfin, le caillot peut subir la transformation en tissus fibreux, il se rétracte et entraîne la veine dans son mouvement de retrait.

(1) E. Bertin. Etude critique de l'embolie ; p. 178.

*Caillots après la mort.* — Les caillots organiques du cœur formés *post-mortem* sont constitués par une masse noirâtre, assez homogène, qui forme les deux tiers du caillot ; cette masse est molle, friable. On y rencontre des fragments de fibrine allongés et d'autant plus nombreux qu'on va du centre à la périphérie. Ces caillots se désagrégent assez facilement sous un filet d'eau, et ont tout à fait l'aspect de la gelée de groseille ou de la viande cuite. Quant à la forme elle est exactement celle de la cavité au sein de laquelle ils ont pris naissance. Les parois veineuses sont saines, sans épaississement, sans adhérences avec le caillot. Par la pression, il laisse suinter un liquide séreux, jaune rougeâtre : c'est ce même liquide séreux qui l'imbibe et le ramollit en stagnant autour de lui.

En un mot, sur le cadavre, c'est l'immobilité des parois des vaisseaux, l'inertie des tissus, la stase complète du liquide. Le sang veineux se coagule alors sous l'influence de la perte du mouvement et de la chaleur. C'est le cœur qui renferme le plus de caillots. Du reste on a parfaitement observé chez les animaux que la coagulation de la fibrine avait lieu plus rapidement dans le cœur que dans les vaisseaux. Les caillots récents, dit Laënnec, se distinguent par une couche de matière blanchâtre un peu opaque ou demi-transparente, rappelant la couenne du sang dans une saignée faite pendant une maladie inflammatoire.

*Caillots actifs.* — Ceux-ci sont remarquables par leur dureté et leur consistance ferme ; cette consistance varie avec l'âge du caillot. Tandis que le caillot passif contient du sérum, le caillot actif, au contraire, en est entièrement dépourvu, car au moment où la fibrine se sépare du sérum, ce dernier est balayé par la circulation. M. le professeur Bouillaud les compare à du gluten ou à de la farine préparée (1).

(1) Bouillaud. Tr. des maladies du cœur; t. II, p. 511.

Lorsqu'une veine est oblitérée par un caillot ancien, elle l'est rarement en totalité et le caillot porte la trace des inégalités de la tunique interne.

La fibrine est élastique, elle a une teinte gris sale, et le volume du caillot est, pour ainsi dire, diminué. Il s'est rétracté par le tassement successif de ses couches qui se sont surajoutées les unes aux autres. En effet, si l'on fait une coupe à travers un caillot sanguin, on voit qu'il est formé de couches concentriques, disposées les unes sur les autres du centre à la périphérie; ces couches constituent comme des espèces de feuillets en rapport entre elles, et séparées seulement par une légère couche de globules blancs présentant un aspect gris jaunâtre. La teinte générale du caillot est blanc jaunâtre. Ils sont cassants.

Comme ils permettent à la circulation de s'effectuer dans une certaine mesure, on rencontre sur leur face externe un canal contournant en hélice le cylindre fibrineux. L'extrémité du caillot se termine par un cône court, ovoïde, flottant librement dans la cavité du vaisseau. Ces caillots se fragmentent et se brisent sous l'impulsion du sang. Enfin, ils sont adhérents. Au-dessous d'eux on trouve la tunique interne rugueuse et tomenteuse. Suivant M. Bouchut, il y a dans ce cas une couche de lymphe plastique coagulable qui, se trouvant à la surface du caillot, a déterminé son adhérence à la paroi veineuse. M. Bouchut semble regarder la paroi veineuse, comme étrangère à la détermination des adhérences avec les caillots sanguins. C'est peut-être un tort. Si l'on admet que le caillot veineux était environné de lymphe plastique, on est bien obligé de croire qu'elle a été exsudée ; or, comme le caillot ne contient que de la sérosité, et encore faiblement, cette lymphe plastique vient donc de la paroi, et elle y a été amenée par une irritation quelconque de la tunique séreuse, irritation produite par le caillot sanguin qui a fait l'office de corps étranger. Cette lymphe, douée de propriétés agglutinatives, a constitué l'union immédiate du caillot avec la paroi.

*Métamorphoses du caillot.* — Une fois les adhérences du caillot terminées, il se passe en lui des phénomènes intimes qui signalent son passage de l'état d'organisation à une phase de dégénérescence et de résorption ultérieure.

Le caillot chasse d'abord les parties liquides qu'il contient,et cet effet est produit par les rétractions progressives de la fibrine , amenant le resserrement de ses mailles et la condensation de ses stries. Le coagulum prend alors une teinte rouge vineux, jaunâtre, et acquiert plus d'élasticité.

Une fois le sérum expulsé, la trame fibrineuse s'attaque aux globules : elle subit, en effet, une rétraction étendue à toute sa masse et d'une façon uniforme ; ce mouvement a pour but de chasser presque en entier les globules, car il en reste toujours quelques-uns. Enfin le caillot diminue de volume, sa consistance augmente, et les hématies sont repoussés vers la surface : aussi s'arrêtent-ils entre les couches où, se trouvant à l'abri des pressions exagérées qu'ils supportent, ils s'y agglomèrent sous forme d'une masse molle et demi-fluide. Les parties centrales du caillot retractées les premières subissent une sorte de désagrégation moléculaire qui amène à leur centre une cavité.

Avec tous ces phénomènes de ramollissement, on constate une décoloration du caillot qui perd sa teinte rouge foncé pour devenir jaunâtre, et enfin, par le temps, arrive à présenter une coloration blanchâtre. Virchow, le premier, a constaté au début sur la surface des thrombus des taches marbrées, des stries en apparence fibrillaires se dessinant sur un fond rougeâtre ; les taches s'étendent et le fond pâlit, et la coloration prend peu à peu cet aspect blanc rosé qui la fait ressembler à la substance cérébrale (1).

(1) E. Bertin ; p. 91

*Ramollissement.* — Arrive enfin la période où le caillot se ramollit : on voit la fibrine se désagréger et prendre l'aspect d'une masse cassante, puis friable et grenue, puis à une époque plus avancée, d'une substance d'un blanc jaunâtre, analogue à de la matière sébacée; les globules rouges ont perdu leur hémoglobine, puis des granulations graisseuses, jaunâtres, ambrées, envahissent toute la masse fibrillaire, alors rien ne retient plus le caillot, il tombe en détritus, mais les globules blancs présentent une plus grande résistance à la métamorphose; on les retrouve dans le liquide auquel ils donnent l'apparence trompeuse du pus.

*Dégénérescence.* — La fibrine à son tour présente des métamorphoses curieuses. Ainsi, MM. Gibbes, Brande, Ure, Wurtz, etc., ont vu la fibrine subir la dégénérescence graisseuse, soit sous l'influence de l'alcool et de l'éther, soit sous celle de l'acide azotique. En Angleterre avec Pajet, en France avec Robin et Charcot, on admet tout simplement la désagrégation de la fibrine. Virchow et Vulpian admettent que le ramollissement du caillot veineux, commence par les couches les plus internes, et par conséquent la cavité du thrombus est généralement creuse.

*Conditions qui dans les veines des membres fracturés amènent le détachement du caillot.* — Il est intéressant de déterminer les conditions qui vont favoriser le détachement du caillot et sa migration dans le système circulatoire. Quand une veine est liée, elle s'affaisse du côté du cœur, mais le point en rapport avec les capillaires se dilate outre mesure. Le calibre des vaisseaux est distendu. Qu'on remplace la ligature par un caillot, si celui-ci n'adhère pas intimement à la paroi vasculaire, le flot périphérique parviendra à se frayer un passage entre la paroi de la veine et le caillot primitif. En effet, sous l'influence de cette pression augmentée de la *vis a tergo*, la veine peut acquérir le double ou le triple de son volume.

Parfois le caillot résiste, mais si le vaisseau est lisse, dépourvu de rugosités et qu'une lymphe coagulable, comme l'a démontré avec raison M. Azam, ne fixe pas fortement le caillot à la paroi, alors il se trouve dans les conditions les plus favorables pour son détachement. Aussi, M. Azam, dit-il justement : *la thrombose est peu de chose, l'adhérence est tout.*. J'ai décrit au paragraphe précédent les métamorphoses du caillot fibrineux, je n'y reviens pas ; mais il est une chose importante à considérer, c'est qu'au moment où le trombus fibrineux se désagrége et subit les phases de son ramollissement, des fragments se détachent et sont emportés par le courant de la circulation. Parfois le caillot lui-même tout entier ne résiste pas à l'impulsion du sang, il quitte la paroi ; il s'en détache en raison de ses faibles adhérences, et, dans son parcours, force le passage et enlève ou brise les caillots qui sont plus avancés dans les veines de gros calibre.

M. le professeur Verneuil, dans ses dissections à l'école pratique, lorsqu'il étudiait le mode de production des varices, avait, en disséquant les fractures de jambes soit récentes, soit anciennes, constaté la phlébite des veines tibiales et péronières, sans remonter toutefois jusqu'à la veine crurale. Et au Congrès médical de Bordeaux, M. Verneuil, à propos du mémoire de M. Azam, expliquait l'apparition tardive des accidents emboliques par ce fait, que l'ébranlement des caillots passifs, qui amène leur migration, ne serait produit que lors du rétablissement de la circulation dans les veines collatérales, le sang s'introduisant alors entre les parois des vaiseaux et les caillots qu'ils contiennent (1).

Il faut évidemment ajouter à toutes ces causes intrinsèques les influences extérieures qui peuvent amener la rupture ou le détachement du caillot.

Je puis indiquer les mouvements intempestifs du mem-

(1) Congrès méd. de Bordeaux.

bre, les pressions et les explorations répétées, qui peuvent, en changeant la direction du vaisseau, décoller le caillot ou le casser directement. Un muscle qui croise la veine peut produire le même accident, c'est le plus ordinairement au moment de la convalescence, quand on a enlevé les premiers appareils, que les accidents terribles se produisent.

Le chirurgien, confiant, et avec raison, dans la solidité du cal, ordonne aux malades de marcher un peu dans la salle, et quelques heures et même parfois quelques minutes après le malade est pour ainsi dire foudroyé.

Dans d'autres circonstances, c'est en descendant de son lit pour uriner ou en se soulevant à l'aide d'une corde pour laisser passer un bassin. D'autre fois c'est dans un effort que le malade fait pour s'asseoir sur son lit, soit pour rire, pour parler ou pour manger que l'accident s'est produit. Dans une des observations qui me sont personnelles, les accidents éclatèrent dans la soirée et le matin même on avait enlevé les pièces de l'appareil de Scultet, pour examiner l'état de la fracture. Parfois la rupture est imminente et il ne faut pas moins qu'une influence étrangère presque insensible pour servir de cause occasionnelle.

## CHAPITRE III.

### SYMPTÔMES DE L'EMBOLIE PULMONAIRE ET DES THROMBOSES QUI LA PRECÈDENT.

J'ai fait entrevoir au chapitre précédent les conditions nécessaires au détachement du caillot et à son transport dans le courant circulatoire; il faut maintenant étudier les phénomènes qui accompagnent cet accident.

Je n'insisterai pas sur l'étymologie du mot *embolie*, qui

viendrait du grec εμβολος (clavette), et que les Allemands ont traduit par le latin *embolus*, et H. Pétard par *embolie*.

Quant au mot embolie employé pour désigner l'accident, il viendrait, d'après M. Bertin, du grec εμβολη, injection, plutôt que du mot εμβολιον, piston.

Virchow a parfaitement établi, par ses expériences, la translation du caillot par le sang dans les veines et de là dans le cœur. Ces recherches ont été reprises depuis par d'autres expérimentateurs, et Feltz, de Strasbourg, a approfondi ces questions si intéressantes en étudiant le mécanisme des embolies capillaires.

Quand un caillot s'engage dans l'aorte droite, nous pouvons avoir des accidents qui varient d'intensité et de forme suivant le volume du coagulum. Que celui-ci soit enclavé dans l'infundibulum, ou ait gagné le poumon par les divisions de l'artère pulmonaire, si le caillot s'arrête dans une ramification de deuxième ou de troisième ordre, on observe du côté des poumons des phénomènes dont je parlerai plus loin.

Mais quand le caillot migrateur s'est arrêté dans une branche considérable de l'artère ou dans l'infundibulum, les symptômes prennent une physionomie plus accusée. C'est ordinairement au moment de la convalescence, alors que rien ne faisait prévoir au chirurgien une si cruelle terminaison, que le sujet est pris subitement de symptômes graves du côté de la respiration. De vagues sensations, une sorte d'angoisse épigastrique précèdent l'apparition de ces accidents dont on reconnaît bien vite les tristes conséquences. « Le malade, dit Cohn, a quelquefois conscience de l'obstacle qui vient s'opposer au cours du sang; il en indique lui-même le siége et l'autopsie a toujours confirmé ce singulier diagnostic (1). » Quoi qu'il en soit, arrive bientôt la dyspnée, caractérisée entre toutes par

(1) B. Cohn. Klinik der embolischen Gefasskraukheiten; Berlin, 1860, p. 281.

son intensité et sa brusque invasion; elle est constituée par un sentiment impérieux du besoin d'air et cette sensation va quelquefois jusqu'à l'angoisse. Tous les muscles inspirateurs entrent en convulsions; mais vainement le malade accélère ses inspirations, vainement il en augmente la profondeur et l'étendue, l'air pénètre dans les voies aériennes et il n'en ressent pas la bienfaisante influence: il se lève alors sur son séant; les battements du cœur sont tumultueux et irréguliers; la face devient livide et se couvre de sueurs; les muscles de la face, des yeux, tantôt immobiles, tantôt convulsivement agités, rappellent le tableau effrayant de l'épilepsie. Klinger a même noté la projection des bulles oculaires (1). Les membres sont le siége de mouvements désordonnés et bientôt arrive la période de collapsus, que des spasmes partiels viennent de temps en temps interrompre.

Les signes physiques ne sont pas toujours faciles à percevoir; comme l'entrée de l'air est précipitée, Klinger a noté dans quelques cas une très-grande rudesse du murmure vésiculaire et Lavirotte l'exagération de la sonorité thoracique.

Dans quelques circonstances ces accidents n'augmentent pas en intensité jusqu'à la mort, et il y a des périodes de calme pendant lesquels le malade reprend de l'espoir. Suivant Charcot et Ball, ces rémissions sont dues au déplacement du caillot (2).

Du côté de la circulation existent des troubles fort sérieux. L'impulsion du cœur est d'abord violente et tumultueuse, puis elle s'éteint ou plutôt elle s'affaiblit et supplée par le nombre aux contractions insuffisantes des parois de l'organe. Le ventricule droit agit seulement en diastole, tandis qu'au contraire le ventricule gauche inégalement contracté, ne fournit que des systoles irrégulières

(3) Klinger. Beobachtungen über die Verstopfung der Lungenarterie durch Blutgerinnsel; in arch. f. phys. Heilkunde; 1855, p. 376.

(2) Charcot et Bull. loc. cit.

et précipitées. Le pouls est petit, dépressible, filiforme et les pulsations de l'artère sont parfois si nombreuses qu'il est impossible d'en supputer le nombre; enfin, le malade éprouve quelques vertiges et finit par succomber et s'éteindre peu à peu.

Il est impossible de préciser, voire même de prévoir l'époque des migrations emboliques; ce terrible accident survient aux périodes les plus variables de la consolidation; ordinairement c'est dans les premiers jours de la convalescence, quand le malade est sur le point d'essayer quelques mouvements. Dans l'observation de M. Lanelongue (de Bordeaux), la mort eut lieu le seizième jour; le vingt-deuxième jour dans l'observation de Velpeau; le vingt-deuxième jour également dans l'observation que mon ami Franck a eu la bonté de me communiquer; le vingt-cinquième jour dans celle qui m'est personnelle; le trentième jour dans l'observation de M. Demarquay; le trente-cinquième jour dans l'observation de M. Azam; le quarante-septième jour dans l'observation de M. le Dr Labbé; le cinquantième jour dans un cas arrivé à M. le Dr J. Dupuy (de Bordeaux), et enfin le cinquante-septième jour dans l'observation de M. Bouchard. Ces trois dernières dates sont instructives et exigent, de la part du praticien, les prescriptions hygiéniques les plus rigoureuses.

*Distribution des caillots.*—Les caillots des veines, emportés par le courant circulatoire, convergent tous vers l'artère pulmonaire; ils ont leur point de départ évident dans les veines enflammées des membres fracturés. Le membre inférieur droit envoie presque autant d'embolies que le membre inférieur gauche. Dans le relevé de mes observations d'embolie, j'en ai trouvé trois causées par des caillots partis de la jambe gauche, et quatre reconnaissaient pour point de départ les veines du côté droit. Deux enfin sont dues à des caillots partis des veines humérales. Jusqu'à présent, l'affection a paru beaucoup plus fréquente chez la femme que chez l'homme : les raisons de cette différence sont difficiles à donner. Dans mes observations et celles des différents auteurs, je trouve 7 femmes et 3 hommes. Tous étaient arrivés à l'âge adulte. Enfin, dans *la Gazette des hôpitaux* de novembre 1872, il est dit que M. Dubreuil a présenté à la Société de chirurgie une pièce de luxation intra-coracoïdienne de l'épaule, compliquée d'une fracture du grand trochanter de l'humérus. La malade a succombé à une embolie de l'artère pulmonaire partie de la veine axillaire du côté de la luxation. Dans ce cas, c'est encore une femme qui a été victime de l'embolie.

L'embolie est un accident heureusement très-rare chez les fracturés, vu la fréquence et je pourrais même dire la constance des thromboses qu'on observe chez eux. J'ai fait à cet égard quelques relevés dans les bulletins statistiques de l'hôpital Saint-André de Bordeaux. L'année 1864, la première où l'attention a été attirée par M. Azam sur cette affection, a vu deux cas d'embolie pour deux fractures de jambe, et cette année il était entré 114 fracturés. L'année 1867 a donné un cas d'embolie pour une fracture de jambe également et il était entré à l'hôpital 133 individus atteints de fractures diverses.

L'année 1872 a donné deux cas d'embolie à la suite de contusions des veines du membre supérieur, et il était entré 275 contusions à l'hôpital.

Enfin l'année 1873 a vu un seul cas d'embolie chez un fracturé de la jambe droite et cette année il était entré 117 individus atteints de fractures.

Mais ce calcul ne suffit pas. J'ai additionné les nombres de fracturés entrés à l'hôpital depuis 1864 jusqu'à 1873 inclusivement, et j'ai obtenu le chiffre 1216; ce qui, pour les cas d'embolie observés dans ces 9 ans, donne en moyenne un cas sur 300. Le chiffre des contusions très-élevé se montait à 1,930, et il n'y avait que deux cas d'embolie. L'affection est donc plus rare dans les contusions que dans les fractures. Cette statistique de cas si nombreux d'embolies traumatiques pour un seul hôpital (6 en 9 ans) est assez exceptionnelle, et c'est d'après les conseils éclairés de mon maître, le professeur Azam, que je me suis engagé à les publier dans ma thèse inaugurale.

### Observation IX.

Fracture de jambe. — Embolie de l'artère pulmonaire. — Mort. — (Communiquée par Velpeau, à l'Institut. Séance du 7 avril 1862).

Une femme de 46 ans entre à la Charité pour y être traitée d'un fracture comminutive de la jambe droite, le 9 mars 1862. On trouve un épanchement considérable de sang : le volume du membre en est considérablement augmenté......

Tout allait bien, lorsque, le 31 mars, elle fut prise de violentes palpitations de cœur, poussa un cri, devint livide et tomba morte......

A l'autopsie, on trouve un épanchement sanguin qui infiltre toute l'épaisseur des muscles de la région. Les veines du côté sain ne contenaient aucune lésion ni concrétion sanguine... Les veines du côté de la fracture présentent de petites concrétions, qui deviennent nettes dans la fémorale, la veine iliaque externe et jusque dans la veine cave. La fémorale est obstruée par ce coagulum; celui-ci est cylindrique, rouge foncé; il est élastique, résistant et un peu adhérent à la face interne du vaisseau... A la partie inférieure de la veine iliaque, il existe un coagulum qui a huit millimètres.....

La face interne de la veine ne présente de lésion qu'au niveau de la saphène, où le caillot s'est déchiré, plutôt que de se détacher de la paroi veineuse.

Le caillot de l'artère pulmonaire fait saillie dans l'infundibulum, en formant une sorte d'anse... Il occupe la lumière de l'artère à son origine.... Ce caillot est pelotonné en forme de sangsue... Sa largeur est de huit millimètres et correspond, dans sa portion terminale, à l'épaisseur du caillot de la veine iliaque... Sa longueur est d'environ trente-six centimètres. Sa coloration n'est pas homogène; la partie qui correspond à l'anse saillante dans l'infundibulum est rosée... Dans les autres points, il est rouge foncé, à cause des concrétions qui se sont ajoutées après la mort au caillot embolique. Le caillot, à droite, dans l'artère pulmonaire, dépasse la première bifurcation de trois à quatre centimètres; à gauche, le caillot devient en quelque sorte multiple et se ramifie jusque dans les bifurcations de deuxième ordre.

## Observation X.

Fracture de jambe. — Embolie de l'artère pulmonaire. — (Lue à l'Académie de médecine dans la séance du 7 juin 1864, par M. le professeur Azam).

Marie N..., âgé de 36 ans..., s'est fracturé la jambe droite en tombant d'un lieu élevé. La fracture siége dans le quart inférieur du tibia ; elle est oblique... Le péroné est fracturé dans son quart supérieur... Epanchement de sang à la partie postérieure de la jambe......

Le 26 février, trente-cinquième jour après l'accident, j'apprends que Marie N... est morte subitement, à cinq heures du matin... La malade, pour laisser passer le bassin, a fait un effort pour se soulever en saisissant la corde de son lit... Elle pousse un profond soupir, elle était morte.......

*Autopsie.* — ..... L'artère pulmonaire est remplie tout entière par une masse noirâtre, qui a tout l'aspect d'une agglomération de sangsues. C'est un caillot enroulé, pelotonné, remplissant non-seulement tout le tronc de l'artère, mais encore les ramifications de deuxième ordre. Ce caillot, déroulé, est constitué par des fragments de cinq à six centimètres de long. Mis bout à bout, ils mesurent environ trente centimètres et ont la dimension d'une grosse plume d'oie... Ces caillots sont libres dans l'artère pulmomaire. La membrane interne est parfaitement saine.....

Les vaisseaux fémoraux, disséqués et mis à nu, on reconnaît que la veine crurale est distendue par un caillot considérable. Ce caillot, noir et bosselé, descend en diminuant de dimension vers la partie moyenne de la cuisse.... Ce caillot, violet foncé, remplit toute la veine, il est surtout très-gros au niveau de l'abouchement de la saphène... Les valvules sont partout remplies de petites masses moulées sur leurs culs-de-sac.... Partout, le coagulum présente un certain degré d'adhérence. En certains points, au niveau des valvules, cette adhérence est très-solide, ainsi qu'au confluent de la saphène.

Les caillots enlevés, on reconnaît que la membrane interne de la veine présente un dépoli, un état tomenteux des plus évidents. Les tuniques sont un peu épaissies, mais le tissu cellulaire péri-veineux est parfaitement sain. Nulle part il n'y a trace de pus. Le caillot, enlevé, laisse après lui une lamelle mince, très-adhérente, qui a tous les caractères d'une fausse membrane à son origine.

J'avais eu l'occasion, quelques jours auparavant, de faire l'autopsie d'un homme qui avait succombé à une gangrène, suite d'artérite de l'artère fémorale. Il y avait la plus grande ressemblance entre les produits plastiques, qui, dans les deux cas, recouvraient la membrane interne des vaisseaux. Cependant, je dois dire que dans l'artérite, les fausses membranes étaient plus caractérisées.

La veine saphène contient dans sa partie supérieure un caillot mou, rosé, non adhérent, qui a tout l'aspect d'un simple caillot de dépôt dû à la stagnation du sang. Cette veine est parfaitement saine.

A partir du creux poplité et au niveau du confluent des veines profondes de la jambe, les lésions sont plus caractérisées; les caillots, plus noirs, paraissent plus anciens; ils sont plus durs et plus adhérents; il en est de même dans les veines satellites des artères tibiale et péronière. Dans ces veines, les caillots sont en tout semblables à ceux qui constituent l'embolie, l'analogie est frappante : couleur, densité, dimension, tout s'y retrouve; cette identité est telle, qu'il est légitime de penser que les deux séries de caillots et le moule de bifurcation retrouvés dans l'artère pulmonaire ont été formés dans deux veines de la jambe et étaient primitivement réunis dans le creux poplité par le caillot fourchu.

Poussant l'étude plus loin, nous reconnaissons que toutes les veines musculaires de tout calibre, invisibles d'ordinaire dans les autopsies, restent béantes à la coupe, remplies par des caillots noirs; cette particularité est surtout évidente au niveau de la fracture du péronée, située, avons-nous dit, au quart supérieur. Dans l'épaisseur des muscles du mollet et surtout dans les péroniers, nous remarquons une grande quantité de petites masses noires variant de dimension, d'un pois à un grain de petit plomb, et provenant, à n'en pas douter, de la contusion profonde qui a accompagné la fracture; mais nulle part les caillots ne sont accompagnés de traces d'inflammation ou de pus. Au niveau de la malléole interne, au-dessous de la pointe du fragment supérieur du tibia, existe un dépôt sanguin enkysté de la grosseur d'une noisette et de la même origine que les précédents. Il est très-facile de différencier les caillots de cet ordre de ceux qui remplissent les veines. Ils sont plus durs et d'un noir grisâtre et non d'un noir violet.

## Observation XI.

Embolie de l'artère pulmonaire. — Fracture de jambe. — (Communiquée à la société médico-chirurgicale de Bordeaux, par M. le professeur Lanelongue).

Le 12 septembre 1867, la nommée M. Aymond, 66 ans, tombe sur le bord d'un trottoir......

Transportée à l'hôpital Saint-André, on constate une fracture très-oblique des deux os de la jambe vers le tiers inférieur...... il existe un épanchement de sang notable dans l'épaisseur des parties molles......

Tout fait espérer une guérison sans entraves, lorsque le 28 septembre, seizième jour après l'accident, la malade meurt subitement pendant la nuit...... J'apprends que la malade, pour laisser passer le bassin qu'elle avait demandé, s'était soulevée en saisissant la corde de son lit..... Une demi-heure après elle était morte en criant : « *Au secours.... j'étouffe.* »

A l'autopsie, le ventricule droit renfermait plus de 100 grammes de sang noir, l'infundibulum et le tronc de l'artère pulmonaire étaient libres, mais au niveau de la bifurcation se trouvaient des caillots fragmentés, d'un noir grisâtre, consistants..... d'une dimension bien inférieure à celle des divisions artérielles qui les renfermaient. Ces caillots appartenaient à deux calibres distincts, les uns avaient le volume d'un gros crayon, les autres celui d'une plume d'oie. L'un de ces derniers, long de 8 centimètres, était replié sous forme d'une anse dont chaque extrémité pénétrait dans une division différente de l'artère pulmonaire. Aucun de ces caillots n'adhérait à l'artère qui était saine.....

Les caractères des caillots indiquent qu'ils n'étaient pas formés sur place..... Je trouvai dans la veine cave un fragment de caillot de 3 centimètres, parfaitement libre.. .. Un coagulum du même genre existait dans la veine fémorale à l'embouchure de la saphène interne : en ce point la membrane interne de la veine était rouge et dépolie, ses parois étaient épaissies. Ces phénomènes morbides..... étaient plus appréciables dans les veines tibiales postérieures et dans leur ramification, au voisinage du foyer de la fracture. Là, les plus petits rameaux veineux étaient remplis de caillots noirs, consistants et adhérant intimement aux parois vasculaires. Ces parois étaient tellement friables, malgré leur épaississement, que la dissection la plus minutieuse ne réussissait pas à les isoler dans une complète intégrité. Les traces de l'inflammation étaient évidentes; mais il n'y avait aucun point de suppuration (1).

## Observation XII.

Mort subite par embolie pulmonaire à la suite d'une fracture de jambe. — (Conférence à la maison de santé par le Dr Demarquay. — Courrier médical, p. 115, n° du 15 avril 1874).

Une femme de 46 ans est entrée le 18 juillet 1873 dans notre service. Cette femme, d'une santé excellente, s'était fracturé la jambe en dansant.... La fracture siégeait au tiers inférieur, le tibia seul était fracturé..... Le trentième jour de la maladie la malade, ayant fait un mouvement pour saisir un bassin, mourait subitement.....

L'autopsie fit découvrir la cause des accidents observés..... On ouvre le ventricule droit et l'artère pulmonaire; on trouve alors, au niveau de l'infundibulum, et se prolongeant dans les divisions de l'artère, un caillot long de 11 à 12 centimètres. Ce caillot s'était, au niveau de la division de l'artère, infléchi à gauche et remplissait une partie de l'artère pulmonaire

(1) Séance du 15 novembre 1867; t. II, 2e fascicule, p. 439.

gauche. Les deux extrémités du caillot avaient l'aspect d'une cassure et l'on trouvait arrêtés dans la cavité droite du cœur des fragments retenus dans ce point par les cordages du cœur.

Le caillot principal présentait les caractères suivants : il était sec, cassant, assez résistant, avec une disposition légèrement stratifiée. Les branches de l'artère pulmonaire étaient remplies de caillots qui faisaient suite au caillot décrit, mais qui en différaient, car ils étaient en effet mous, homogènes, remplissant tout le calibre de l'artère, d'une couleur noirâtre..... Le doute n'était plus permis, il s'agissait bien évidemment d'une embolie pulmonaire.

Les poumons étaient fortement congestionnés. Certaines parties du poumon gauche sont affaissées.

Au bord gauche du poumon se voyait une saillie arrondie, notablement indurée. Une incision nous démontrait que cette saillie était constituée par une masse rougeâtre, autour de cette masse se trouvait un cercle d'une couleur livide, mais qui n'était pas encore devenu gangréneux.... Des caillots peu volumineux ont dû être lancés dans les ramifications de l'artère pulmonaire bien avant le caillot principal, cause de la mort, et ont pu ainsi amener les lésions qui ne sont pas de date récente.

Les veines qui environnaient le siège de la fracture étaient remplies de sang noir; des caillots résistants et cassants se trouvaient dans les veines de la cuisse, la veine cave. La jambe fracturée était en outre infiltrée de sang, et dans les interstices des muscles profonds on trouvait encore des caillots sanguins noirs.

### Observation XIII.

Fracture de la jambe droite. — Embolie de l'artère pulmonaire. — (Communiquée à la Société de chirurgie, par M. le Dr Labbé (1).

Le 21 août, Mme L..., 66 ans, rue Laffite, 29, fut renversée par un omnibus... On constata une fracture de la partie moyenne du tibia avec un épanchement de sang énorme s'étendant à toute la jambe.

A minuit, le 8 octobre, la fille de Mme L... voit sa mère dans un état d'angoisse inexprimable, porter la main à sa poitrine comme si elle étouffait et s'affaisser morte sur l'oreiller.

*Autopsie.* L'habitude extérieure n'a rien de particulier; la fracture paraît parfaitement consolidée... Entre les différents plans musculaires et jusque vers les vaisseaux profonds de la jambe, on rencontre un épanchement de sang linéaire étalé en couche mince et qui, depuis quarante-sept jours, n'a pu être résorbé.

La veine poplitée renferme quelques concrétions sanguines, dont l'or-

(1) Séance du 12 octobre 1864.

ganisation paraît ancienne, mais c'est surtout dans la portion de la veine crurale correspondant au triangle de Scarpa, que l'on observe un coagulum bien organisé.....

Le cœur est affaissé; le ventricule droit est vide; l'infundibulum et la moitié inférieure du tronc de l'artère pulmonaire ne contiennent pas de sang; mais un caillot volumineux remplit la moitié supérieure de ce gros vaisseau et se prolonge dans sa division gauche; le caillot remplit aussi quelques branches secondaires et obture la division de l'artère qui se rend dans le lobe supérieur du poumon. Le caillot présente un aspect gris-rougeâtre; il est ferme et ne présente d'adhérences dans aucun point avec les parois..... La division droite de l'artère pulmonaire est remplie par des caillots noirs, mous, diffluents et qui ont été formés après la mort.

Le poumon gauche est affaissé; le poumon droit contient du sang en abondance.

Le cerveau était sain dans toute son étendue.

La mort subite a été due évidemment à l'oblitération instantanée de la branche gauche de l'artère pulmonaire; la présence, dans la veine fémorale de caillots analogues à ceux de l'artère pulmonaire, peut nous autoriser à dire que là a été le point de départ des caillots migrateurs qui ont amené la mort.

### Observation XIV (1).

Fracture de l'extrémité inférieure du péroné gauche. — Thrombose des veines du membre inférieur malade. — Embolie pulmonaire. — (Observation par M. Bouchard, interne des hôpitaux).

Une femme de 61 ans, concierge, d'une bonne constitution, bien qu'avec des palpitations, entra, le 15 janvier 1863, dans le service de Velpeau, racontant que, quelques heures avant son arrivée, en descendant un escalier, elle avait fait un faux pas et était tombée, trois marches plus bas, sur le pied gauche, qui avait supporté tout le poids du corps... On constata les signes habituels de la fracture du péroné, avec arrachement de la malléole interne...; pas de complications... La déformation était presque nulle, le gonflement modéré, une légère ecchymose se trouvait en arrière de la malléole externe. On applique des compresses d'eau blanche; puis, au bout de quelques jours, un bangage dextriné qui resta appliqué pendant trente-trois jours... Toutefois, dans les derniers temps, la malade se plaignait plus que d'habitude de palpitations et d'oppression.....

Comme les choses traînaient en longueur, Velpeau lui conseilla de marcher; elle essaya de suivre ce conseil.....

(1) Bulletin de la Société anatomique de Paris. 2e série, 1863, p. 162.

Enfin, le 12 mars, à quatre heures du soir, au moment où la malade se livrait à un exercice prolongé, elle fut prise brusquement de suffocation...; tomba sur une chaise, en s'écrivant : « *J'étouffe, ouvrez les fenêtres, je meurs.* » On la porta sur son lit, elle ne donnait plus signe de vie. . . . .

. . . . . . . . . . . . . . . . . . . . . . . . . . . . . . . . . . . . . . . . . . . .

A l'autopsie, les veines profondes du membre inférieur, la poplitée, la fémorale profonde étaient occupées dans toute leur étendue, par des caillots anciens, grisâtres, friables, quoique assez résistants, présentant, de distance en distance dans leur intérieur, des cavités allongées dans le sens de l'axe du vaisseau et remplies d'un liquide sanieux, puriforme, lie de vin, composé au microscope d'une masse séreuse, contenant en suspension d'innombrables granulations moléculaires, les unes azotées, les autres graisseuses et de plus des cristaux de cholestérine.....

La masse du coagulum remontait jusqu'au milieu de la veine iliaque externe et là, se terminait brusquement par une extrémité anfractueuse... Dans la veine cave, on trouvait un caillot long de 3 centimètres, à extrémités tronquées.....

Les veines, en rapport avec le caillot, étaient épaissies, blanchâtres, difficiles à isoler des tissus environnants..... La face interne de la veine ne présentait plus avec son épithélium qu'une adhérence très-faible, de telle sorte que les cellules épithéliales restaient accolées au coagulum quand on détachait ce dernier. Le cœur droit était rempli par du sang noir et liquide. Le tronc de l'artère pulmonaire, avant sa bifurcation, présentait un caillot récent, cruorique, très-mou, se continuant avec d'autres caillots qui occupaient l'intérieur des deux principales divisions.....

Une dissection attentive fit voir dans la branche gauche un caillot cylindrique, long de 5 centimètres, inégal, offrant à sa périphérie des éminences coniques correspondant aux orifices des branches collatérales..... En second lieu, un caillot ramifié à quatre rameaux terminaux, dont trois s'engageaient dans les artères collatérales. Ce caillot présentait 8 centim. Ces caillots semblaient être de formation récente et développés sur place... Ils étaient formés de deux parties : l'une molle, rouge, périphérique, renfermant dans son intérieur un autre caillot ancien brisé à ses extrémités. On découvrit dans la branche droite un caillot cuboïde qui occupait son entrée, mesurant 1 centim. 1|2 dans un sens, et 2 centim. dans l'autre..... Un autre caillot très-grêle, long de 3 centim., plié en deux, s'engageait par ses deux bouts dans une même collatérale, de sorte que l'anse restait flottante dans la cavité de l'artère principale. Un troisième caillot, à 4 branches terminales, était situé dans le tronc principal..... Enfin, un petit embolus occupait l'une des artères du sommet.....

Les parois de l'artère n'étaient à aucun point adhérentes à ces concrétions sanguines; elles étaient saines.....

Le cœur était assez volumineux et flasque..... La partie musculaire elle-même était jaunâtre, d'apparence graisseuse.....

### Observation XV.

Contusion du coude. — Thrombose de la veine humérale et de la veine axillaire. — Mort par embolie pulmunaire. — (Service du professeur Henri Gintrac.) — (Communiquée par mon ami Franck, interne du service).

Un jeune homme de 23 ans entre dans le service, salle 15, no 24, le 12 juin 1872, se plaignant d'éprouver de la gêne dans les mouvements du membre supérieur droit et présentant un gonflement diffus avec rougeur et chaleur dans la région du pli du coude et le long de la face interne du bras.

Il avait reçu quelques jours avant un coup de barre de fer; laquelle était tombée sur la face antérieure de l'avant-bras, au niveau du pli du coude et et les divers symptômes qu'il accusait dataient de ce moment.

On constata, par la palpation, l'existence d'un cordon dur, noueux, douloureux, suivant le trajet de la veine médiane, de la médiane basilique, et remontant le long du bord interne du muscle biceps.

Dans l'aisselle, la tuméfaction était diffuse et la douleur qu'éprouvait le malade pendant les mouvements d'abduction du bras, tout aussi bien que la crainte d'aggraver son état par une palpation trop minutieuse, empêchèrent de suivre jusque dans cette région le cordon noueux qu'on trouvait le long du bras.

On recommanda à ce jeune homme de garder l'immobilité la plus complète, et l'interne du service fit lui-même des onctions avec de l'onguent napolitain belladoné sur les régions malades, puis entoura le membre d'une plaque de ouate et l'immobilisa dans une écharpe.

Le lendemain matin de très-bonne heure, le malade, convaincu que des frictions avec de l'eau-de-vie camphrée dissiperaient sa douleur et son impuissance à se servir de son membre, se fit frictionner par un voisin. Mais à peine le membre avait-il été étendu et frictionné un instant que le malade fut pris brusquement d'étouffement avec palpitations violentes; il présenta bientôt tous les signes de l'asphyxie rapide, et après s'être débattu pendant une heure environ il mourut froid et cyanosé le 3 juillet, vingt-deuxième jour de son accident.

La nécropsie permit de constater une phlébite étendue aux veines superficielles du pli du coude, mais particulièrement marquée sur la médiane basilique, suivant la basilique, passant de là dans la plus volumineuse des deux veines humérales à la partie supérieure du bras et gagnant la partie initiale de l'axillaire. Çà et là, dans ces veines, des coagulums sanguins demi-durs, des inégalités avec dépoli de la paroi. Infiltrations séro-purulentes du tissu cellulaire voisin. Dans l'artère pulmonaire, un énorme caillot à cheval sur le premier éperon de bifurcation et se prolongeant surtout à droite, présentant de ce côté des ramifications ténues qui s'engageaient dans les divisions secondaires du vaisseau.

Ce coagulum sanguin oblitérait complètement la branche droite, mais n'égalait pas tout à fait en calibre la branche gauche de l'artère pulmonaire. Après l'avoir enlevé soigneusement, on put constater que sa surface n'était nullement adhérente aux parois du vaisseau. Son extrémité cardiaque irrégulière, frangée, descendait jusqu'au niveau de l'infundibulum et ses ramifications périphériques se terminaient en pointe. Une section transversale faite à la partie moyenne, au niveau de la première division de l'artère pulmonaire, permit de s'assurer que ce caillot était formé d'une portion centrale d'un gris blanchâtre assez consistante autour de laquelle s'étaient accumulées des couches successives de fibrine emprisonnant nombre de globules sanguins, d'où la coloration noirâtre de ces couches surperficielles et leur consistance mollasse.

En comparant le calibre de la tige fibrineuse qui formait le centre du caillot à la capacité des veines atteintes de phlébite au pli du coude, il fut facile d'en déterminer nettement la provenance ; et du reste la succession même des accidents chez la malade permit d'établir aussi le diagnostic.

Phlébite du pli du coude propagée à la basilique, à l'humérale et à la partie inférieure de l'axillaire. Caillots fibrineux détachés par les frictions et transportés dans le cœur droit, de là dans l'artère pulmonaire où ils avaient servi de moyen de fixation à des couches fibrino-globulaires.

## Observation XVI.

Coutusion lente de l'axillaire. — Thrombose de la veine. — Mort par embolie. — (Service du professeur Henri Gintrac. — Communiquée par mon ami Franck, interne du service).

Femme de 57 ans, entrée salle 6, n. 17, en avril avril 1873, à l'hôpital Saint-André; infirme depuis longtemps à la suite d'une hémorrhagie cérébrale.

Se soutenant à l'aide d'une béquille dont la crosse abandonnait rarement son aisselle droite, elle marchait, se tenait debout, restait assise, conservant toujours sa béquille appuyée dans l'aisselle.

Sous l'influence de cette pression continue, elle avait éprouvé depuis longtemps des troubles circulatoires et nerveux variés dans le membre supérieur correspondant, mais en laissant de côté les résultats de la compression du plexus brachial, nous pouvons signaler les effets produits par la crosse de la béquille sur les vaisseaux veineux de la région.

Obstacle purement mécanique d'abord au retour du sang veineux, d'où la dilatation habituelle des veines superficielles du dos de la main et de l'avant-bras; œdème avec coloration violacée.

Mais depuis quelques jours cette femme ne pouvait plus se servir de sa béquille, car elle éprouvait à la moindre pression de vives douleurs dans l'aisselle avec irradiations au bras et à l'avant-bras; la région était tuméfiée et la palpation ne permettait d'y constater aucun engorgement ganglionnaire.

Cette malade mourut une nuit sans que rien pût faire soupçonner la veille au soir une si prompte terminaison. Les voisines racontèrent qu'elle avait gémi quelque temps, qu'elle s'était agitée, comme suffoquée, mais qu'elle n'avait appelé personne et ne s'était plainte en se couchant d'aucun nouveau malaise.

On pratique la nécropsie vingt heures après la mort, et entre autres lésions on trouve la veine axillaire indurée, béante à la coupe, exangue, rugueuse à la face interne. Dans la branche droite de l'artère pulmonaire, un coagulum fibrineux volumineux, entouré d'une épaisse couche noirâtre moulée sur sa surface. Dans chacune des deux premières branches de la division gauche de l'artère pulmonaire, un caillot blanchâtre, dur, élastique, semblable au précédent.

Congestion marquée avec œdème des deux poumons. Quelques noyaux d'apoplexie pulmonaire disséminés. Cœur mou, flasque; orifice auriculo-ventriculaire droit dilaté, sans altérations valvulaires et sans perte de substance. Cerveau très-congestionné; vaisseaux de la pie-mère très-engorgés.

### Observation XVII.

Fracture de jambe. — Mort par embolie de l'artère pulmonaire. — (Service de M. Oré) (1). — Salle des petits-payants.

Lucien P..., âgé de 42 ans, charretier, a été le 14 janvier 1873 renversé violemment sur la voie publique par un lourd camion lancé à grande vitesse; une des roues du véhicule lui a passé sur la jambe droite, laquelle a été fracturée.

Transporté immédiatement à l'hôpital Saint-André, on constate une fracture comminutive des deux os de la jambe droite au tiers inférieur. On pouvait facilement apprécier un fragment isolé du tibia et un deuxième rugueux et inégal appartenant au péroné : celui-ci situé immédiatement sous la peau semblait vouloir la perforer. La contusion périphérique était considérable, les tissus étaient mous, très-œdématiés, mais pas la moindre trace de plaie.

Un appareil de Scultet fut appliqué sur le membre recouvert au préalable de ouate et de compresses résolutives.

(1) Notes communiquées par mon ami Bellouard, interne du service.

A partir de ce jour la jambe diminua graduellement de volume par suite de la résorption du sang infiltré dans les tissus. Le membre était de moins en moins douloureux et presentait un aspect aussi satisfaisant que possible.

Un matin, le vingt-cinquième jour après l'accident, le malade ayant signalé une certaine douleur ressentie pendant la nuit, le Dr Girard, suppléant en ce moment M. Oré, enleva l'appareil de Scultet et constata le bon état de la fracture en annonçant au malade que la consolidation faisait des progrès satisfaisants. Il replaça l'appareil sans le serrer et sans faire exécuter au membre le moindre mouvement.

Le soir même, à minuit, le malade fut pris d'une grande dyspnée; il suffoquait; c'est à peine s'il pouvait appeler du secours, et quand l'interne de garde arriva auprès de lui il était étendu sur son lit, cyanosé, les mains froides, les yeux saillants hors de l'orbite, le pouls à peine perceptible; une salive écumante, épaisse, non sanglante, mouillait ses lèvres.

Les battements du cœur étaient tumultueux, irréguliers avec intermittences.

La respiration bruyante, saccadée : on entendait à peine le murmure respiratoire couvert par le bruit de la trachée.

Ce malade avait conservé toute son intelligence, il exprimait une grande anxiété et à chaque instant se dressait sur son lit. Une potion avec rhum et acétate d'ammoniaque fut administrée, mais le matin même le malade succomba subitement, huit heures après le début des accès de suffocation.

L'autopsie, faite vingt-quatre heures après la mort, permit de constater l'état suivant :

La fracture était comminutive; le péroné présente trois fragments, dont le plus long mesure 4 centimètres : ils sont obliques et taillés en pointe; les bords sont dentelés : la fracture siége à 12 centimètres au-dessus de la malléole externe.

Le tibia, fracturé à peu près à la même hauteur, présente une fracture oblique de bas en haut et de dedans en dehors. Un fragment inférieur porte deux fêlures, dont l'une très-accentuée pénètre dans l'intérieur même de l'articulation tibio-tarsienne. Les fragments ne sont nullement consolidés.

Les parties molles sont contuses; un épanchement sanguin abondant entoure les fragments osseux. Les tissus sont infiltrés, les muscles eux-mêmes sont remplis d'un sang noir et coagulé, analogue à de la gelée de groseille. La moelle est rougeâtre, molle et infiltrée également d'un sang noir et épais, présentant de loin en loin des taches jaunâtres mélangées de gouttes huileuses, signe d'un commencement de travail de consolidation.

Le ventricule droit a été ouvert sur place, en laissant le cœur adhérer aux poumons. Cette cavité est remplie par un amas de caillots enroulés les uns dans les autres; fermes, durs, consistants et d'un rouge foncé avec des couches stratifiées. Ces caillots se prolongent à travers l'infundibulum dans la division droite et gauche de l'artère pulmonaire. Cette dernière, en particulier, paraît totalement obstruée jusque dans ses deuxièmes ramifications. Du côté droit, l'obstruction est moins complète : un de ces caillots, enlevé du ventricule, mesure 14 centimètres de longueur, sa grosseur est à peu près égale à celle d'un crayon de dessin : d'autres presque aussi volumineux l'accompagnent; mais ils ne sont pas aussi longs. En les ajoutant les uns au bout des autres, on obtient une longueur de 28 centimètres. Ces caillots sont rosés et dans certains endroits rouge foncé, coloration due à des concrétions déposées *post mortem*. Ces caillots ne sont nullement adhérents aux parois de l'artère pulmonaire, ne sont pas moulés sur sa surface et n'en présentent en rien le calibre.

Il s'agissait de savoir le point précis du départ de l'embolus. Les veines de la jambe, ouvertes à cet effet, nous ont paru remplies de caillots.

Il n'y avait aucune concrétion sanguine dans les veines superficielles; les saphènes ouvertes avec soin ne présentaient pas de signes de thrombose.

Dans l'intérieur des veines tibiales postérieures on trouvait des caillots sanguins, noirâtres, durs et consistants, adhérents à la paroi du vaisseau. En soulevant ces caillots on remarque un état dépoli et un aspect rugueux de la face interne du vaisseau.

Les veines tibiales antérieures présentent aussi quelques caillots, mais en moins grande quantité; ceux-ci paraissent libres dans certains points et adhérents dans d'autres, avec une coloration rosée et un état rugueux du point d'implantation, avec épaississement des tuniques et surtout du tissu cellulaire périveineux.

En remontant plus haut vers la poplitée, on trouve celle-ci béante à la coupe avec ses tuniques épaissies, rougeâtres, légèrement indurées, mais sans traces d'athéromes. Dans son intérieur du sang liquide et noirâtre, avec quelques caillots passifs, mous et diffluents.

Enfin, la veine fémorale, jusqu'à la veine iliaque, présente dans sa tunique interne une teinte rougeâtre, mais sans traces de phlébite, c'est donc un effet d'imbibition. Au dessous de l'arcade de Fallope, se trouve un caillot irrégulier, à surface inégale et comme déchirée. Celui-ci, en effet, s'est divisé en deux plutôt que de se détacher, et au dessous, en l'arrachant soigneusement, on trouve des inégalités et des rugosités.

Dans la veine iliaque externe et dans la veine cave inférieure du sang cailleboté ayant l'aspect de la gelée de groseille; pas de traces d'inflammation.

Les poumons sont très-hyperémiés et, à la coupe, celui du côté droit surtout laisse écouler une grande quantité d'un sang spumeux et noirâtre.

Dans la partie inférieure du poumon droit, on trouve des infarctus multiples et au pourtour, une congestion manifeste, trace d'une circulation collatérale exagérée. Dans ces points, le tissu pulmonaire est noir, ramolli et friable.

Le poumon gauche ne présente pas d'infarctus, mais il est congestionné et ne laisse écouler pas mal de sang à la coupe.

A l'ouverture du crâne les vaisseaux de la pie mère et les sinus paraissent gorgés de sang. A la surface du cerveau se dessinent de petits ramuscules vasculaires, et, à la coupe, on rencontre un semis très-riche de points rouges qui ont été donnés comme signes de l'hyperémie cérébrale. La consistance du cerveau paraît augmentée; pas de liquide dans les ventricules.

En présence de ces faits, il est permis de conclure que cet homme, au vingt-cinquième jour d'une fracture de jambe, a succombé à une embolie de l'artère pulmonaire. Le caillot, parti de la poplitée (car il en a tout entier le calibre) sous l'influence des mouvements communiqués aux membres, a poussé au-devant de lui les caillots de la fémorale : l'un deux situé sous l'arcade a résisté et s'est déchiré plutôt que de se détacher. Ces caillots sont arrivés dans le ventricule droit où ils ont alors déterminé la mort. Seulement cette mort n'a pas été subite, car elle a eu lieu huit heures après le début des accès de suffocation. Sans doute quelques fragments de caillots, détachés de la paroi veineuse, ont traversé les plus grosses ramifications de l'artère pulmonaire, occasionné les accès de suffocation signalés durant la vie, et amené dans le lobe inférieur du poumon droit la production des infarctus multiples constatés à l'autopsie.

### Observation XVIII.

En 1864, un homme de 40 ans est admis à l'hôpital Saint-André, service de M. J. Dupuy, pour une fracture de cuisse. On n'observe rien de particulier pendant la consolidation. Vers le cinquantième jour, on enlève l'appareil. Dans la journée, le malade veut se soulever sur son lit; tout à coup il est pris d'une épouvantable anxiété. Il appelle à son secours, retombe et meurt.

L'autopsie n'a pu être faite, le sujet ayant été réclamé par la famille (1).

Ici, doit se trouver naturellement placée la description du siége et de la forme du caillot embolique.

(1) Azam. De la thrombose consécutive aux traumatismes; 1866, p. 7.

Ce caillot, à simple vue, est enroulé, pelotonné sur lui-même, il représente exactement un amas de vers ou de sangsues.

Ces caillots conservent parfois toute leur longueur, mais le plus souvent ils se brisent en fragments irréguliers. Ils ne sont pas adhérents aux parois de l'artère et ne sont nullement moulés sur la face interne de son calibre, qui est du reste parfaitement lisse et polie. Les coagulums sont durs et consistants avec une grande élasticité : ils ont une coloration gris blanchâtre et sont quelquefois recouverts de couches fibrineuses noirâtres qui, *post mortem*, se sont surajoutées au caillot primitif. Une des extrémités du caillot présente une forme arrondie et cônoïde, et s'il est entier, chose rare, l'autre extrémité présente une surface irrégulière et des traces de rupture susceptibles d'adaptation.

Le coagulum occupe plus fréquemment les deux branches que le tronc de l'artère pulmonaire, et dans une plus grande proportion les branches droites. Ces différences de siége doivent tenir au volume du caillot, peut-être même au décubitus qui est plus fréquent à droite qu'à gauche, bien entendu, chez les fracturés qui ne sont plus astreints au décubitus dorsal.

## DIAGNOSTIC.

On pourrait peut-être m'objecter que les cas de mort subite dans les fractures sont occasionnés par des coagulations spontanées de l'artère pulmonaire. C'est aujourd'hui une question fort controversée ; et, admise par certains auteurs, elle est contestée par d'autres. Ball, dans sa thèse (1) en cite une observation et avoue que, quoique rare, ces

(1) Ball. Loc. cit.

coagulations spontanées sont cependant réelles. M. E. Bertin en conteste l'existence et se demande comment un caillot a pu rester ainsi fort longtemps dans l'artère pulmonaire sans amener une mort rapide,. ou du moins sans que des phénomènes graves, accusateurs du trouble de la circulation pulmonaire, se soient manifestés pendant la vie :

De plus, si la coagulation avait eu lieu sur place, il est probable que le caillot aurait harmonisé sa forme à celle des parois de l'artère, et celui-ci occuperait tous les points du calibre de ce vaisseau. Le caillot n'est pas adhérent, et il présente tous les signes dont j'ai déjà parlé à propos de la symptomatologie, je n'y reviendrai pas. Je dirai seulement un mot des indications données par Marc Sée, pour faire le diagnostic différentiel entre une coagulation autochthone et une obstruction de nature embolique. Il dit à cet égard que lorsque l'inflammation est primitive, le caillot recouvre toute la partie enflammée et que lorsqu'elle est secondaire l'inflammation pariétale rayonne autour du caillot. Cet élément de diagnostic est de la plus haute importance, car, ainsi que je le dirai dans un instant, la mort réellement subite dans les obstructions de l'artère pulmonaire n'est pas la plus fréquente. Le malade expire parfois plusieurs heures après l'invasion des accidents, d'autres fois le lendemain ou le deuxième jour. On comprend que pendant cet intervalle le caillot puisse par un contact prolongé avec la séreuse de l'infundibulum ou des troncs de l'aorte droite, déterminer des phénomènes phlegmasiques en contractant lui-même de légères adhérences. On remarque alors au milieu d'une gangue amorphe des noyaux et des éléments fusiformes ; l'adhérence avec la paroi s'est constituée par la formation d'une pseudo-membrane mince composée de jeunes éléments de tissu conjonctif, lesquels sont interposés entre le caillot et la paroi. Rappellerai-je à ce propos la théorie de Virchow qui prétend que le globule blanc du sang se tranforme en corpuscule de tissu conjonctif et qu'il est ainsi le générateur du nouveau produit? Je préfère adopter les opinions de l'Ecole française; c'est-à-dire l'exsudation d'un blastème à travers les parois enflammées des capillaires.

Il me reste en dernier lieu à faire le diagnostic entre l'embolie et certaines affections de la poitrine qui comptent la dyspnée comme phénomène initial et qui, chez un fracturé pourraient parfaitement donner le change. Un individu atteint de traumatisme n'est pas à l'abri des corps étrangers du larynx, de la trachée et des poumons. Enfin l'angine de poitrine, le spasme de la glotte, le pneumothorax avec perforation et l'anévrysme de la crosse aortique sont les maladies qui sont le plus à craindre. Néanmoins, dans les corps étrangers du larynx, les indications fournies par le malade et la constatation du corps du délit viendraient lever tous les doutes.

Quant à l'angine, on aurait pour la diagnostiquer la douleur déchirante du creux épigastrique avec irradiations dans le bras et dans le plexus cervical superficiel, enfin la rareté des palpitations cardiaques,

Dans l'anévrysme aortique le malade, bien avant l'époque de son traumatisme aura éprouvé de temps en temps quelques accès d'oppression, une haleine courte avec toux sèche et fréquente; puis il me suffit de signaler la dysphagie, le bruit de souffle râpeux après le second temps du cœur, en avant à la région précordiale et en arrière au niveau du rachis.

Dans le pneumothorax avec perforation, le tintement métallique, les antécédents tuberculeux du malade, le souffle amphorique, l'ampliation du thorax et l'augmentation du son à la percussion éviteront toute erreur.

J'ai avancé déjà que la mort subite n'était pas très-fréquente dans l'embolie pulmonaire. Le malade peut succomber au bout de deux à quatre minutes et conserver pendant ce temps toute son intelligence. Le plus souvent il s'éteint après quelques heures ; dans mon observation j'ai rapporté que le patient avait succombé huit heures après l'invasion des accès de suffocation. Pour M. Jacquemet (de Montpellier), il y aurait une classification à faire : si le malade meurt subitement, c'est la syncope ou théorie de Virchow qui est responsable, mais si la mort est moins foudroyante, elle est causée par une cessation rapide des fonctions de l'hématose.

Comme je viens de le dire, Virchow attribue la mort à une syncope, à un arrêt du muscle cardiaque. Suivant le pathologiste allemand, le cœur ne pouvant plus se vider dans les poumons et les veines coronaires dans le cœur droit, il y aurait dans le muscle cardiaque une stase veineuse qui amènerait sa paralysie.

Panum donne la prépondérance au cerveau dans le mécanisme de la mort par embolie. Pour lui la petite circulation étant arrêtée par un caillot, le cerveau ne reçoit plus du cœur gauche du sang hématosé, il y a alors anémie des centres nerveux et selon que cette anémie est plus ou moins absolue, il en résulte des symptômes variables en intensité ; tels que les convulsions générales et la projection du globe de l'œil ; or, les expériences ont démontré que la soustraction du sang aux centres nerveux amène des phénomènes de paralysie et une résolution immédiate : il y aurait plutôt une surchage veineuse, car le cerveau ne recevant plus une goutte de sang artériel, le sang veineux qui y est contenu ne peut franchir les barrières qui s'opposent à sa sortie.

Enfin, en France, Jacquemet (1) a prétendu que la mort avait lieu par une cessation des fonctions de l'hématose et par une asphyxie comparable à l'arrêt du passage de l'air.

D'autres auteurs admettent que la réplétion du cœur par des caillots amène la cessation des battements cardiaques;

(1) Jacquemet. Sur le mécanisme de la mort dans l'embolie pulmonaire, au congrès médical de France. 2e session, Lyon, 1864, p. 46.

MM. Chaveau et Marey ont démontré, dans leurs expériences cardiographiques que l'on pouvait introduire dans l'organe central de la circulation des appareils volumineux et embarrassants sans gêner l'impulsion normale de ses battements.

*Symptômes des thromboses veineuses.* — Quels sont les phénomènes objectifs ou subjectifs qui, dans les contusions et dans les fractures, doivent faire craindre des accidents emboliques.

On a signalé d'abord la douleur. M. Azam, pense que celle-ci se produit d'une façon sourde et qu'elle indique l'existence de phlébites latentes qui échappent souvent au chirurgien. Il est certain qu'il existe des malades qui éprouvent des douleurs vagues et indéfinissables auxquelles souvent un praticien même exercé n'ajoute aucune attention sérieuse. Tout le monde sait qu'il est fréquent d'observer, chez les convalescents de traumatismes et en particulier de fractures de jambe, des œdèmes qui persistent parfois avec une tenacité désolante. Cet œdème, dû aux embarras qu'éprouve la circulation de retour, disparaît quand le malade est au lit, mais sitôt qu'il vient à se lever et à marcher, son pied enfle et il est obligé de s'arrêter. Alors on constate que la température du membre est abaissée ; celui-ci revêt une teinte violacée; sa sensibilité paraît un peu pervertie; enfin parfois les veines superficielles sont dilatées; aussi serai-je tenté de croire que, dans ces circonstances, se sont elles qui rétablissent le cours de la circulation.

Il est encore une autre façon de s'assurer de l'existence des thromboses : c'est l'exploration des veines du membre. M. Azam (1) dit que vers le quinzième ou le vingtième jour, le chirurgien devra rechercher, par une exploration attentive et par des pressions ménagées sur le trajet des

(1) Azam. De la thrombose consécutive aux traumatismes, 1866, p. 21.

veines, s'il n'existe aucune douleur le long de leur parcours.

Cette exploration peut avoir de grands dangers, et dans ce moment il serait fort possible que, par la plus légère pression, on arrivât à détacher un caillot dont les adhérences ne sont pas parfaitement établies. Ces recherches ne sont réellement pas très-utiles pour le patient, car si es thromboses existent, le chirurgien sait combien il est impuissant à les faire disparaître complètement, et si elles n'existent pas, chose rare, l'absence de douleurs vagues dans le mollet, d'engourdissement et d'œdème du membre inférieur, suffira pour soupçonner l'état des veines. Du reste, on devra toujours songer à la très-grande fréquence des thromboses, et agir en conséquence. Il est impossible, à la jambe, de constater cette thrombose, les veines étant trop profondément situées dans l'épaisseur des muscles du mollet, mais on pourra les soupçonner à une dilatation exagérée des veines superficielles qui sont très-souvent intactes.

Cette exploration est facile à la poplitée et à la veine fémorale, surtout dans le cas de fracture de cuisse et du col du fémur. La veine se présente sous la forme d'un cordon arrondi et volumineux, faisant une légère saillie dans le triangle de Scarpa.

M. Azam a cité un grand nombre d'observations d'après lesquelles il a constaté des thromboses des veines dans les membres fracturés. La chose est difficile à constater dans certaines circonstances, comme le dit parfaitement Billroth: « J'ajouterai immédiatement qu'on ne doit pas toujours porter le diagnostic de thrombose veineuse lorsqu'on sent la veine comme un cordon dur, car il peut se faire que des processus inflammatoires des tissus conjonctifs, qui entourent les vaisseaux, s'étendent au loin et produisent une compacité et un épaississement des gaînes vasculaires, qui peuvent facilement donner lieu à une confusion avec la thrombose, sans que celle-ci existe en réalité, et je crois qu'il est impossible de porter dans tous les cas un diagnostic positif (1). J'ai cherché moi-même sur un grand nombre de fracturés des divers services de Saint-André, et deux fois seulement j'ai pu constater des thromboses, une des veines humérales, et l'autre de la veine fémorale. M. Azam a publié, dans son second mémoire, un grand nombre d'observations de thrombose dans la convalescence des traumatismes. Je vais citer les plus intéressantes et je terminerai par les deux qui me sont personnelles.

### Observation XIX.

Laroque, âgé de 19 ans, salle 11, est au trente-huitième jour d'une fracture grave de jambe avec plaie, Il porte un appareil plâtré et fenêtré.....

.....Le malade est en voie de guérison et n'a jamais souffert. Je constate qu'à la pointe du triangle de Scarpa et dans une longueur de 8 à 10 centimètres, on trouve un cordon dur, gros et sans battements qui ne peut être qu'un segment de la veine crurale thrombosee.

### Observation XX.

J. Ramet, 39 ans, salle 11, est en voie de guérison d'une fracture grave des deux malléoles avec pénétration dans l'articulation. Plaie et subluxation de l'astragale; la fracture a été accompagnée d'une forte contusion à la partie externe qui a provoqué la formation d'un abcès.....

Au quarantième jour on constate chez le malade une thrombose de la veine saphène.

### Observation XXI.

Eschart, 20 ans, salle 11, est au cinquante-huitième jour d'un traumatisme grave de la partie antérieure et supérieure de la jambe. Il a fait une chute d'un deuxième étage; la crête du tibia a été arrachée et toute la peau et une partie des muscles de la région sont tombées en sphacèle. La cuisse explorée, on peut suivre dans presque toute sa hauteur la veine fémorale, transformée en un cordon gros comme le doigt et dur.

### Observation XXII.

Homme, 39 ans ; fracture oblique grave de la jambe ; il est au quatre-vingt-quatorzième jour. La consolidation est parfaite; au niveau du triangle de Scarpa, on reconnaît que la veine crurale est remplie de caillots.

(1) Billroth. Pathologie chirurgicale, p. 391.

### Observation XXIII.

En février 1865, j'ai eu dans mon service une femme de 40 ans qui, au douzième jour du traitement d'une fracture du radius, avec contusion de la région du coude, a éprouvé dans le bras des douleurs profondes. La veine céphalique est indurée, la veine humérale est transformée en un cordon dur et douloureux (1).

### Observation XXIV.

(Notes communiquées par M. Testut, interne du service). — Entorse du pied droit. — phlébite profonde.

Le 7 octobre 1873, le nommé Duvermenil (Louis), âgé de 43 ans, menuisier, est entré à la clinique du professeur Denucé, salle 18, n° 34.

Cet homme en descendant rapidement un escalier a eu le pied droit pris entre les deux derniers barreaux de la rampe et s'est fait une entorse; malgré cela il a continué à marcher. La douleur dans l'articulation tibio-tarsienne diminuait par le repos, mais elle devenait vive et presque insupportable lorsque le malade recommençait à marcher et à se fatiguer.

Sept jours après l'accident, il est survenu un gonflement énorme du membre inférieur droit : la douleur, localisée d'abord au cou-de-pied, s'est élevée graduellement jusqu'au creux proplité, acquérant de jour en jour et dans ce point même une plus grande intensité.

Vaincu par la douleur et dans l'incapacité où il se trouve de se livrer à aucune occupation, il rentre à l'hôpital le 7 octobre, le dixième jour de son accident.

On constate en effet un gonflement considérable de la jambe droite; ce gonflement s'élève depuis le pied jusqu'à l'articulation tibio-fémorale.

Le membre possède la teinte blanchâtre et mate de l'œdème, sans rougeur ni grande douleur, si ce n'est au niveau du creux proplité, et de l'articulation tibio-tarsienne, siége du traumatisme. Sur ce membre se dessine le réseau veineux superficiel : celui-ci très-dilaté et présentant tous les signes d'une circulation exagérée. Le malade interrogé répond qu'il n'a jamais eu de varices.

La douleur est sourde, profonde et s'exaspère à la pression : le malade ressent dans son membre des fourmillements très-désagréables et un engourdissement presque continu : on diagnostique une phlébite profonde, consécutive à l'entorse et à la contusion du pied; après quelques jours de repos et d'un traitement antiphlogistique léger, le malade reprend l'usage de son membre qui présente le même aspect et le même volume que son congénère.

(1) De la thrombose cons. aux traumatismes, p. 9.

### Observation XXV.

Fracture du tiers inférieur de l'humérus. — Thrombose des veines humérales. — (Salle 3, n° 17. — Service de M. Azam).

Isabelle M..., est entrée à l'hôpital Saint-André de Bordeaux, pour une fracture siégeant au tiers inférieur de l'humérus du côté gauche.

La fracture est obliquement dirigée de haut en bas et de dehors en dedans : les fragments chevauchent légèrement l'un sur l'autre. Il n'y a pas la moindre plaie au-dessus des fragments. Il est facile, à l'aide d'une extension modérée, de réduire la fracture et de la maintenir dans un appareil constitué par trois attelles entourées de ouate, et recouvertes d'un bandage roulé s'étendant depuis la main jusqu'aux creux de l'aisselle.

La contusion des téguments est assez forte et sur la face externe et un peu antérieure du bras se trouve une ecchymose assez étendue. L'appareil est enlevé le 20 février, vingt-sixième jour après la fracture ; je constate que les deux fragments sont soudés ensemble d'une façon assez intime pour que la malade puisse elle-même soulever un peu son bras.

J'examine les veines humérales : je sens alors un cordon dur, assez volumineux, irrégulièrement arrondi dans toute sa longueur. Ce cordon commence à trois travers de doigt au-dessous de la fracture et s'étend jusqu'au tiers supérieur du bras. L'examen est douloureux. Rien dans les veines superficielles. Les veines du pli du coude paraissent intactes, ainsi que la céphalalgique et la basilique.

Il existe en même temps un œdème assez marqué de la main et de l'avant-bras qui a persisté longtemps après la guérison de la malade, et qui a fini par disparaître à l'aide d'une compression méthodique.

### Observation XXVI.

Fracture de deux os de la jambe au tiers inférieur. — Fracture du péroné à la partie supérieure. — Thrombose de la veine fémorale. — (Salle 11, n° 12. Service de M. le professeur Azam).

Antoine S., marin, âgé de 45 ans, est entré le 15 novembre 1872 à l'hôpital Saint-André de Bordeaux.

Cet homme est tombé du haut d'une vergue assez élevée sur le pont du navire. Dans sa chute il s'est fait une fracture double du tibia et du péroné au tiers inférieur de la jambe ; l'œdème est considérable ; la contusion des téguments ne l'est pas moins et sur la face externe du membre, l'ecchymose s'étend jusqu'à la tête du péroné. En cherchant dans ce point on rencontre une deuxième fracture du péroné à la partie supérieure.

On applique un appareil de Scultet ; mais 15 jours après l'œdème du membre devient si grand qu'on est obligé de desserrer l'appareil ; le vingt-cinquième jour il est enlevé, alors on constate, dans le triangle de Scarpa, un cordon arrondi, dur, rénitent et légèrement douloureux à la pression.

Du même côté, la saphène interne et la saphène externe sont gorgées de sang, mais ne présentent aucune espèce de dureté.

En enfonçant la main dans le creux proplité et cherchant avec le doigt, on rencontre également un cordon arrondi formé par la présence de coagulums dans l'intérieur de cette veine.

L'œdème du membre persiste longtemps après la guérison de la fracture, et chaque fois que le malade veut se lever, son pied commence à enfler à un point tel que la marche devient douloureuse et impossible.

Le malade sort le 25 janvier en conservant encore la thrombose de la veine fémorale et l'apparition de son œdème aussitôt la station debout.

D'après toutes ces observations, on voit que la thrombose des veines efférentes d'un foyer de fracture est assez fréquente. Heureusement les accidents emboliques sont rares grâce aux adhérences des caillots, à leur transformation fibreuse ou à leur régression.

Enfin, toutes les embolies à la suite de fractures ne sont pas mortelles, et, à la fin de ce chapitre, j'en donnerai deux observations ; j'aurai pu en recueillir un plus grand nombre, mais ce chiffre me paraît suffisant pour juger la question.

Si l'embolie n'est pas mortelle, il se passe du côté du poumon des phénomènes curieux qui vont attirer un instant mon attention : je veux parler des pneumonies lobulaires.

Lorsqu'un fragment de coagulum s'est détaché de sa paroi, il poursuit son chemin, traverse le cœur droit, l'infundibulum de l'artère pulmonaire, et s'il est d'un très-petit volume, il peut ne s'arrêter que dans les dernières ramifications de l'artère ; mais la vitalité du tissu n'est pas anéantie, l'irritation produite par l'embolus provoque des lésions de nature inflammatoire; il se fait alors des hémorrhagies capillaires, puis les artères bronchiques préviennent, par le rétablissement d'une circulation collatérale, la mort locale, qui est cependant encore assez rare. Ces lésions ont été étudiées par M. Feltz sous le nom d'embolies capillaires.

Les signes physiques souvent n'existent pas; cependant on observe parfois la diminution du bruit respiratoire propre au collapsus, et autour de cette zone des râles sous-crépitants.

Quant à la gangrène du poumon, elle est des plus rares à la suite de l'oblitération de l'artère pulmonaire; en effet, les artères bronchiques, affectées à la nutrition du poumon, rétablissent la circulation collatérale. C'est du moins ce qui résulte des expérimentations.

Il est cependant, dans le cas de fracture des membres, des conditions spéciales au caillot migrateur capables de donner lieu à de la gangrène. Ces conditions dépendent des altérations des tissus au sein desquels s'est formée la thrombose. Par exemple, si des thromboses viennent à se développer au milieu d'un foyer purulent ou putride, comme on peut l'observer dans certaines fractures graves qui sont compliquées de plaies et des sphacèles, alors le caillot pourra acquérir des propriétés telles que, par son contact avec le poumon, il transformera les tissus et amènera la formation de foyers gangréneux; et bon nombre de faits de pyohémie avec abcès métastatiques ne sont, en réalité que des cas d'infarctus multiples, dont la source est dans quelque foyer de suppuration pouvant donner lieu à des embolies capillaires.

### Observation XXVII.

Thromboses et embolies veineuses consécutives à une fracture intra-articulaire du coude. — Guérison. — (Par le Dr Azam) (1).

Reine Milayou, 53 ans, blanchisseuse,... a été renversée par une charrette. On constate une fracture de la partie inférieure de l'humérus gauche avec pénétration dans l'articulation... Neuf jours après se manifestent tous les signes d'une pneumonie traumatique du côté gauche, au niveau du point contusionné... A ce moment la malade se plaint d'une douleur profonde

(1) *Bordeaux médical*; n° du 15 janvier 1872.

dans les muscles postérieurs de la jambe droite... La jambe est tuméfiée; les veines superficielles sont très-développées et il existe un œdème marqué de la jambe.....

La malade interrogée raconte qu'il y a environ un an, sans cause connue, elle a éprouvé des accidents presque semblables... En même temps..., la malade ressent à la partie interne du bras une douleur assez grande qui augmente à la palpation et il est facile de constater une thrombose de la veine humérale.

Le 18 au soir, la malade est prise d'une oppression extrême, elle appelle à son secours et ne peut respirer que dans la position assise; bientôt la face bleuit, l'asphyxie est imminente et elle perd connaissance. Le lendemain, la malade est abattue, le pouls est petit, irrégulier; il existe encore un peu d'oppression... La cause de l'accident est évidente, un caillot s'est détaché et parti de l'humérale du bras fracturé il a provoqué l'asphyxie, obstruant une ou plusieurs divisions de l'artère pulmonaire.

Dans les jours qui suivent, se déroulent les phénomènes des embolies pulmonaires de calibre moyen; douleur vive dans le côté droit de la poitrine, oppression, crachats sanguinolents, râle sous-crépitant, souffle tubaire localisé.

D'après les renseignements donnés, les accidents d'embolie se sont répétés plusieurs fois pendant la convalescence, mais avec une intensité moins grande, particulièrement un matin, après que la malade eût fait des mouvements assez forts pour changer de lit; toujours l'oppression était subite; la face devenait bleuâtre, mais la perte de connaissance était incomplète. Après une heure ou deux de malaise, les phénomènes disparaissaient, sauf les crachats sanguinolents.

J'ai revu Reine Milayou; sa santé est parfaite.

### Observation XXVIII.

Fracture du fémur gauche. — Accidents graves. — Embolie probable. — (Société de chirurgie, 25 octobre 1865).

Il s'agit d'un homme de 45 ans, ayant un embonpoint notable, qui s'est présenté au chirurgien avec une fracture du fémur gauche...

Le malade a été traité par l'extension continue, puis par l'appareil de Scultet....

Un mois après, le matin, sans cause appréciable, le blessé perd subitement connaissance : la face est rouge-violacée; la tête est un peu renversée en arrière; les paupières sont à demi-soulevées, les deux pupilles dilatées, immobiles; la respiration est pénible, stertoreuse; à chaque expiration, les joues sont légèrement soulevées et les lèvres s'écartent pour le passage de l'air; le pouls est imperceptible aux radiales.

Le malade revient à lui au bout d'une ou deux minutes; il déclare qu'il a ressenti brusquement une oppression très-vive au moment où il a perdu connaissance. Le visage devient pâle; les membres sont froids; douleur persistante à la région cardiaque...

Le lendemain 30 mai, l'aspect est un peu meilleur, le pouls est plus facilement perceptible; mais le malade accuse la même oppression... On constate un bruit de souffle râpeux existant au premier temps du cœur.

Le 2 juin, malaise et nouveaux troubles cardiaques...

Le 3.,., le crachoir contient des crachats un peu visqueux, mêlés de sang par stries distinctes...

Le 27, l'appareil de Scultet est retiré. Le membre fracturé présente un œdème considérable, dont le début remonte aux premiers jours du traitement. On sent à la racine de la cuisse un empâtement profond et étendu; mais le doigt ne distingue nulle part de cordon indiquant une oblitération veineuse.

A la sortie du malade, en août, cet œdème persistait.

---

# CHAPITRE IV.

## TRAITEMENT.

Il est regrettable qu'au début même de l'étude du traitement de l'embolie, il faille avouer l'impuissance de l'art à en enrayer la marche. L'esprit a beau s'ingénier à poser les bases d'une indication thérapeutique quelconque, c'est à peine si la nature et la brutale invasion du mal nous laissent le temps d'y satisfaire. Tous les phénomènes morbides observés reconnaissent une seule cause, l'obstacle qui siége dans l'artère pulmonaire, « mais l'arsenal thérapeutique ne contient aucun remède efficace pour remplir cette indication » (1).

Tout d'abord, l'unique pensée du chirurgien doit être

(1) Ch. Schützenberger. De l'oblitération subite des artères par des corps solides ou des concrétions fibrineuses détachées du cœur, etc. Strasbourg. 1857, p 75.

dirigée vers les mesures prophylactiques. Il recommandera à tous les individus atteints de fractures de garder l'immobilité la plus absolue, car les moindres mouvements, les contractions musculaires les plus faibles pourraient être fort préjudiciables au malade. On s'abstiendra également de manœuvres imprudentes et d'explorations, qui pourraient produire, en agissant directement sur le caillot, les plus graves désordres.

Dans quelques observations, et en particulier dans celle de Velpeau, la mort eut lieu après l'application d'un bandage dextriné ; néanmoins, comme il faut avant tout obéir aux indications données par une fracture, on ne peut s'empêcher d'appliquer ces appareils inamovibles: on s'en acquittera alors avec la plus grande attention possible, sans imprimer au membre de mouvements désordonnés, sans presser avec les doigts sur le trajet des veines et enfin sans exercer une contriction trop forte autour du membre malade.

Maintenant il est difficile de préciser l'époque où l'on pourra permettre au malade d'essayer quelques mouvements. Si, pendant la consolidation du cal, il s'était manifesté de loin en loin quelques phénomènes de dyspnée, le chirurgien prendrait les mesures les plus rigoureuses pour ne permettre les mouvements qu'à une période où ces accidents, révélateurs du mal, auraient complètement cessés. Je crois qu'il est important, dans une fracture de jambe, de ne permettre la marche au malade qu'à un moment assez avancé de la consolidation, vers le soixantième ou le soixante-dixième jour, puisqu'on a vu dans les observations (Bouchard) que l'embolie était survenue vers le cinquante-septième jour: si le membre se tuméfie rapidement et devient violacé on ne permettra que quelques pas et on prescrira le repos au malade jusqu'au lendemain.

Ces moyens prophylactiques de l'embolie sont certainement bien insuffisants par eux-mêmes, mais comme le dit M. Gosselin dans ses leçons cliniques, «c'est une de ces complications malheureuses que le praticien doit connaître, mais que, dans l'état actuel de notre science, il ne peut ni empêcher, ni guérir quand elle apparaît » (1).

Jusqu'à présent, je n'ai parlé que du traitement préventif. Que faire si, malgré tous les efforts du chirurgien, un caillot vient à se détacher et à oblitérer l'aorte droite? Auparavant le chirurgien avait sa liberté d'action, maintenant le trépas est imminent.

Dans une observation de Jacquemier (2), les boissons alcalines données en abondance ont paru contribuer à la cessation des phénomènes morbides. Un autre cas d'embolie pulmonaire aurait aussi cédé à l'administration des alcalins, mais le traitement fut appuyé d'une application de quarante sangsues avec des frictions mercurielles: « J'ai employé, dit Schützenberger, le bicarbonate de soude chez un de mes malades, il n'a pu empêcher la production d'obturations successives multiples, mais il est à remarquer que la circulation collatérale s'est développée partout avec une extrême facilité» (3).

M. E. Bertin a proposé la faradisation des parois thoraciques et l'administration du tartre stibié, et il pense que les spasmes, les vomissements joints aux secousses convulsives provoquées par l'électricité sont capables de rompre le caillot et de le déplacer. « Associer par le spasme de l'estomac, les efforts généraux, l'excitation du cœur, la compression alternative du thorax, le choc du diaphragme, me paraît une ressource utile et qu'il ne faut pas négliger dans notre dénûment » (4). On appliquera donc un réophore au cou sur le trajet du pneumogastrique et l'autre au creux épigastrique, et à l'aide de pressions prudemment combinées, on cherchera à amener le déplacement du caillot.

(1) Gosselin. Clinique chirurgicale de la Charité, p. 276. 1873.
(2) Jacquemier. In Gaz. hebdom. Charcot et Ball; p. 841, 1858.
(3) Schützenberger. Loc. cit., p. 75.
(4) E Bertin. Loc. cit., p. 393.

Ball a préconisé les applications froides sur la région précordiale; d'après lui, ce traitement a paru parfois modérer les accidents.

On a parlé des émissions sanguines comme amenant les déplétions des cavités droites, mais leur efficacité n'est pas encore démontrée.

On pourrait essayer, dans le but de rétablir les tonctions de l'hématose, l'absortion de l'oxygène par la méthode des bains d'air comprimé; mais on pense que cette thérapeuthique exige une installation qui n'est pas toujours entre les mains des praticiens, et il n'y aurait alors qu'une ressource, c'est l'établissement d'une respiration artificielle.

Enfin, dans le cas de pneumonie lobulaire, on insistera sur les révulsifs, les sinapismes aux extrémités, l'application de ventouses sèches ou scarifiées sur les parois thoraciques; ce sont là les moyens que l'on doit employer de concert avec le traitement tonique.

Je vais parler maintenant du traitement des thromboses, lequel nous fournit des indications thérapeutiques plus précises.

Dans les thromboses des veines de la partie postérieure de la jambe, il est difficile d'agir vu la profondeur de ces vaisseaux, on insistera alors sur le repos. Mais au bras les veines sont plus accessibles. Si la thrombose est latente et se fait sans grande douleur, il vaut peut-être mieux s'abstenir; et si la thrombose est douloureuse, on fera simplement des frictions mercurielles aussi légèrement que possible, car un des malades de mes observations personnelles a succombé à la suite de frictions faites sur le pli du coude (1).

Hardy a préconisé à l'intérieur les boissons délayantes et alcalines, et les médicaments dits fluidifiants. M. Azam blâme énergiquement leur emploi, et se fonde sur ce fait que, lorsqu'un caillot existe dans une veine, il est fixé à

(1) Voir l'observation XV.

ses parois par une fausse membrane produit de sécrétions de lymphe plastique qui doit son origine au sang lui-même : tous les efforts du chirurgien doivent tendre à favoriser les adhérences du caillot par un régime tonique et une alimentation réparatrice, plutôt que par l'administration des alcalins qui amènerait le détachement du caillot de préférence à sa résorption.

Il en est de même de l'acétate de plomb intus et extra (Legroux) des carbonates et sous-carbonates de soude (Hewson, Dumas et Prévost).

L'action de l'éther et du sulfure de carbone est analogue à celle des carbonates. Ce sont des dissolvants du coagulum sanguin ; mais le sulfure de carbone aurait, paraît-il, une action spéciale sur les globules graisseux provenant de la dégénerescence des granulations moléculaires et des globules blancs altérés. Dans la crainte de désagrégation des caillots, on pourra administrer l'opium à petite dose. D'après Matteuci (1), ce médicament diminue les contractions du cœur, l'activité de la circulation, et par cela même les menaces d'embolie.

On ne pratiquera sur les membres aucune compression à l'aide de bandages roulés, car il est possible que la constriction exercée sur les veines superficielles empêche la circulation de retour qui se fait par ces canaux, force le sang à passer, malgré la présence des coagulums, dans les veines profondes, et occasionne ainsi la rupture des adhérences des caillots avec la paroi.

Enfin, on pourra avoir recours aux bains et aux onctions émollientes.

Les préparations ammoniacales passent pour amener la dissolution de la fibrine : elles rentrent dans la classe des délayants et des boissons alcalines dont j'ai esquissé tout à l'heure, à grands traits, les inconvénients sérieux.

(1) Matteuci. Leçons sur les phén. phys. des corps vivants.

## CONCLUSIONS.

1° Dans les contusions et les solutions de continuité des os, il existe une thrombose des veines efférentes du foyer de la fracture. Cette thrombose dans les fractures de jambe siége dans les veines tibiales antérieures et postérieures, les veines péronières et la veine poplitée. Dans les fractures du fémur, les deux veines fémorales et la veine iliaque externe contiennent des caillots. Les veines superficielles sont intactes; c'est à elles qu'incombent en grande partie les fonctions de la circulation de retour.

2° Les thromboses veineuses sont constantes et la phlébite qui leur est probablement consécutive se développe d'une manière latente. C'est à ces coagulations qu'on peut attribuer l'œdème du pied et les accidents d'embolie qui surviennent au moment de la convalescence.

3° L'embolie est plus fréquente dans les fractures que dans les contusions.

4° L'embolie se présente plus souvent chez la femme que chez l'homme; plus souvent dans les fractures de jambe que dans les fractures de cuisse; de sorte qu'au point de vue des accidents emboliques, on pourrait regarder les fractures de jambe comme plus graves que les fractures de cuisse.

5° Si les thromboses sont fréquentes, l'embolie, par contre, est heureusement très-rare : elle survient une fois sur 300 cas environ de fractures.

6° Les thromboses et l'embolie surtout peuvent être comptées au nombre des accidents consécutifs aux fractures, au même degré que le délire nerveux, l'emphysème et l'infection putride.

7° Les mouvements généraux, le massage du membre et l'application de bandages roulés peuvent provoquer le départ de caillots emboliques.

8° On prescrira donc le repos le plus absolu, une médition tonique et un régime réparateur dont l'action peut contribuer à la solidité des adhérences qui unissent les caillots aux parois veineuses.

www.ingramcontent.com/pod-product-compliance
Ingram Content Group UK Ltd.
Pitfield, Milton Keynes, MK11 3LW, UK
UKHW012243240726
13966UKWH00004B/1256